22 rue Lannoy - 1050 Bruxelles
Email : info.commande@editionsamyris.com
Site internet : www.editionsamyris.com

Conception et mise en page : Bénédicte Jeunehomme
ISBN : 978-2-9303-5382-1
Dépôt légal : D 2010/7706/69 - 3ème trimestre 2010

Avertissement : le lecteur gardera en permanence à l'esprit que les propriétés curatives décrites ne remplacent en aucun cas l'avis médical toujours indispensable dans l'établissement d'un diagnostic et dans l'appréciation de la gravité de la pathologie. L'éditeur et les auteurs dégagent toute responsabilité concernant les conséquences qui découleraient d'une utilisation abusive ou non des informations qui y sont contenues.

POUR UNE COSMÉTIQUE INTELLIGENTE

HUILES ESSENTIELLES ET VÉGÉTALES

Dominique Baudoux

Les huiles essentielles sur la peau,

au travers de la peau,

au-delà de la peau.

EDITIONS AMYRIS

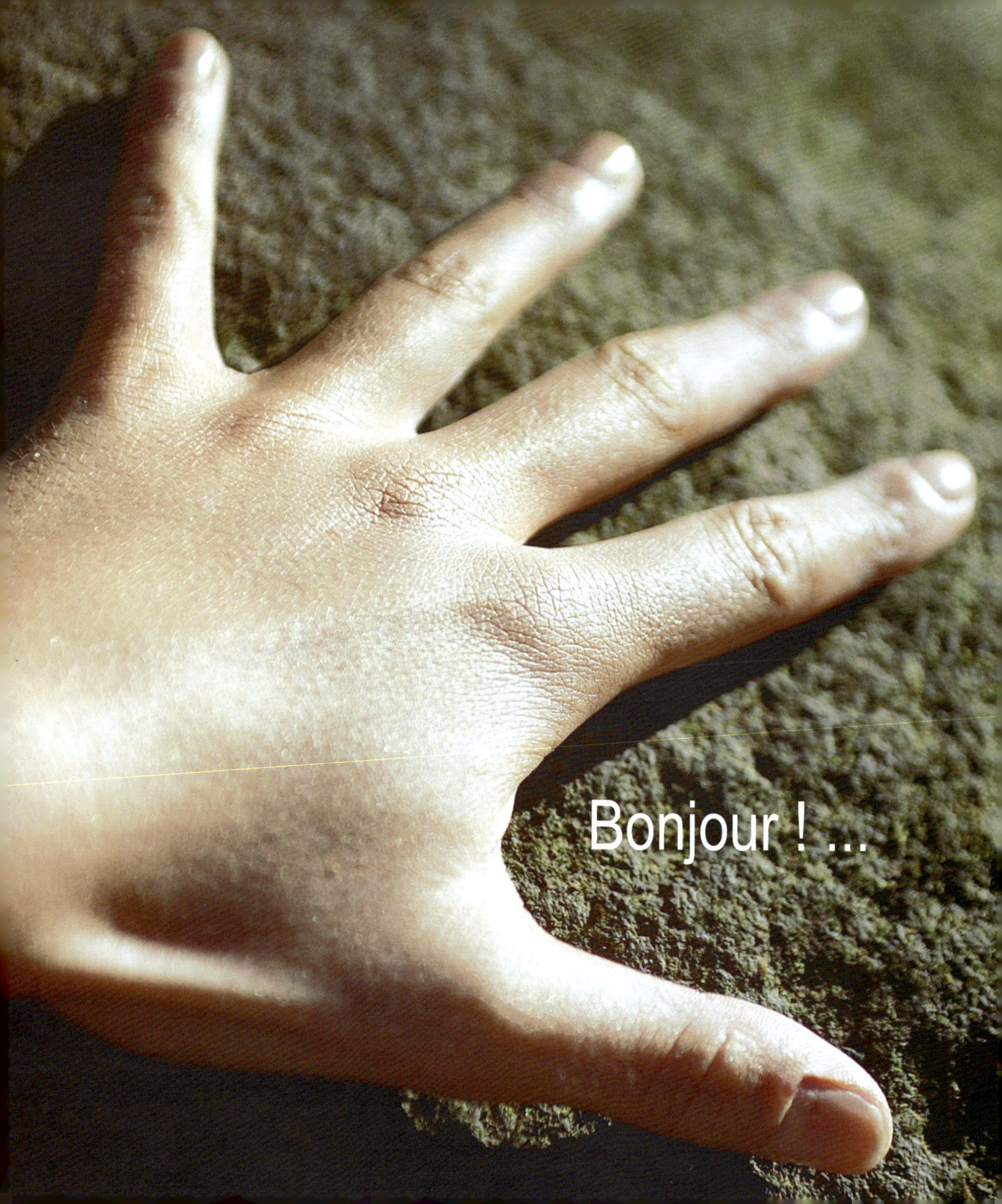
Bonjour ! ...

Bonjour répondit à son tour mon interlocutrice réservée en me tendant une main maladroitement. Premier contact (oh combien) capital dans la relation future entre deux êtres. La main est froide, plutôt humide, fine et douce. Sa peau est pâle, blanche presque diaphane. Ses cheveux blonds sont fins et fragiles. Le regard est bas. Alors qu'aucun mot n'a encore été échangé, tout est dit … par la peau. Cette charmante personne est douce et fragile comme sa peau. Elle est timide et effacée, voire craintive comme le trahit le caractère humide et froid de sa peau. Ainsi la peau reste le premier lieu d'échange et de communication entre les personnes. Mieux que les mots, le contact cutané, le toucher vous livrent des informations essentielles dans le devenir de la relation sans que personne ne puisse faire barrage. La peau est ce que vous êtes organiquement, émotionnellement et mentalement. Tel un livre ouvert, le toucher de la peau (et la vue de la peau) vous permet de rentrer dans l'intimité la plus franche de la relation ; vous autorise à rencontrer le vécu personnel de l'individu chargé de toute son histoire depuis sa naissance (et même bien avant).

Tout tracas, toute épreuve, toute émotion positive ou négative se lit sur votre peau tel un miroir, tel un reflet fidèle de votre âme et de vos sentiments.
Agir avec des médicaments, avec des machines, avec des molécules inertes issues de la synthèse chimique, c'est oublier que notre peau n'est pas un sac inerte dans lequel se trouve le corps et ses cellules.

Soyons en conscients pour une cosmétique ; mieux, une dermocosmétique intelligente dans le plus pur respect d'un organe des plus complexes et des plus sophistiqués.

Il est important de revenir quelques instants sur le mot Aromathérapie car il est souvent mal compris par le grand public. Il imagine en effet que cette approche soigne par les arômes, par les odeurs des huiles essentielles, par l'olfaction. Cette perception est très incomplète et décrédibilise cette science aromatique. Le mot « Aromathérapie » a été inventé par un chimiste français, René Maurice Gattefossé en 1931 lorsqu'il publie son livre du même nom. Ce scientifique n'était ni parfumeur, ni psychologue mais bien un chercheur voulant rappeler le haut pouvoir thérapeutique des huiles essentielles. Nous sommes donc très loin d'un soin qui serait exclusivement obtenu par des odeurs.

L'aromathérapie scientifique et médicale est l'emploi d'un grand nombre d'huiles essentielles de composition biochimique bien connue (chémotype) pour prévenir ou guérir les maladies affectant l'être humain mais aussi les animaux et les végétaux. Et cela par tous les moyens d'administration connus : diffusion atmosphérique, inhalation, aérosolthérapie, capsules pour la voie orale, gouttes pour les voies nasales et auriculaires, suppositoires pour la voie rectale, ovules pour la voie vaginale, gels, crèmes, poudres, laits pour les soins du corps, shampoing pour les cheveux. Dorénavant, l'aromathérapie sera comparée à part entière à toute approche médicale qui utiliserait ces huiles essentielles comme elle aurait employé d'autres substances médicamenteuses synthétiques.

La définition exacte d'une huile essentielle : une huile essentielle est l'essence volatile extraite de plantes aromatiques au moyen de la distillation par entraînement à la vapeur d'eau à basse pression. Autant savoir de quoi nous parlons !

Fidèle à la passion qui me nourrit et m'anime chaque jour, j'ai un réel plaisir à apporter mon expertise sur les apports des huiles essentielles, rares et précieuses dans le domaine de la dermocosmétique. Il est vrai que ces quintessences végétales ont de telles affinités avec le tissu cutané qu'elles offrent une multitude d'applications soit au niveau de la peau, soit à un niveau plus profond circulatoire, articulaire soit encore jusque dans l'affectif de l'individu. Travailler avec des huiles essentielles n'a rien d'anodin et vous ouvre grandes les portes vers de nouveaux mondes exploratoires. J'aime dire et redire : « les huiles essentielles sur la peau … au travers de la peau … au-delà de la peau ». Chaque trouble cutané est forcément empreint d'une souffrance plus profonde : un organe en surcharge ou en défaillance, un système nerveux perturbé ou stressé. La peau restera toujours un cerveau étalé qu'il « suffira » de lire ou de décrypter pour en comprendre l'origine du mal. Partant de cette recherche, les huiles essentielles sont vos alliées les plus précieuses, les plus harmonisantes pour un équilibre holistique idéal. Souvent même, nous serons surpris par des résultats qui dépassent de loin les espoirs que nous y avons placés. Et maintenant, que la magie des huiles essentielles s'opère.

Belle découverte. D.B.

Un peu de théorie *sur les huiles essentielles*

Histoire

Depuis plus de quarante mille ans, les plantes aromatiques ont toujours été considérées parmi les meilleures que le règne végétal ait offert aux hommes. Pour améliorer un plat cuisiné, pour préserver la beauté et pour lutter contre les maladies, ces plantes particulières par leur concentration en essence montrent des activités prouvées que nous re-découvrons de jour en jour.
Manifestement, elles convainquent par leur efficacité et ce siècle verra le retour en force (et c'est logique) de ce que la Nature avait de plus concentré et de plus puissant : les huiles essentielles chémotypées.
Fervent adepte de ces molécules naturelles, je valide pleinement le dicton populaire « *chassez le naturel, il revient au galop* ». Plus tard, l'histoire confirmera ce changement de cap. Les limites, voire les déceptions de la chimie de synthèse, auront remis à l'honneur de manière légitime ces quintessences végétales.

L'histoire de l'aromathérapie présente quatre grandes époques. La première est celle qui montre un emploi rudimentaire du végétal utilisé en l'état, ou après broyage ou encore après infusion et décoction. Les premières traces de ce type d'usage remontent à plus de quarante mille ans avant notre ère.
Les tribus Aborigènes d'Australie ont appris à connaître la flore locale afin de mieux s'adapter aux très rudes conditions de vie dans un environnement hostile. Pour traiter les infections cutanées (plaies, blessures, infections), ils préparaient un cataplasme composé de feuilles d'arbre à thé ou tea-tree (*Melaleuca alternifolia*) hachées puis mélangées à de l'argile. L'eau était ajoutée jusqu'à l'obtention d'une pâte dont la consistance permettait de bien adhérer à l'affection cutanée. Cette préparation « *vieille comme le monde* » reste très moderne car un soin de l'acné n'utiliserait pas une autre préparation que celle-là. J'aime dire que nous n'avons rien inventé. Nous avons simplement rafraîchi et actualisé les connaissances d'hommes vrais qui ont très tôt percé les secrets de la Nature. Les scientifiques actuels ont simplement validé par une technologie très avancée tout le bien que l'on savait depuis des lustres. Ce n'est pas de l'humilité, c'est être juste par rapport à ce que l'Histoire nous enseigne.

Ces mêmes peuplades avaient également appris à soigner les affections respiratoires en inhalant les fumées de feux de plantes aromatiques reconnues : le niaouli, l'eucalyptus radié, l'arbre à thé (tea-tree).

Une seconde partie de l'Histoire nous apporte des récits dans lesquels nous voyons des préparations à base de plantes aromatiques à des fins médicales mais aussi cosmétiques. Les régions les plus avancées de cette époque sont l'Inde, la Chine et les pays du pourtour méditerranéen. Rien n'est plus normal lorsque l'on sait que le continent indien est extrêmement riche en plantes aromatiques. Nous y trouvons aussi l'origine de l'Ayurvéda (Sciences de la vie) qui accorde une place très importante aux soins avec les huiles essentielles. Le basilic, la myrrhe, la cardamone, la cannelle, le curcuma, le poivre, le gingembre, la coriandre, le lemongrass et tant d'autres sont codifiés dans des écrits sanskrits pour toutes leurs actions sur la santé. Les plantes aromatiques sont brûlées, infusées ou macérées dans des corps gras : suif ou huiles végétales.

La Chine est le véritable berceau de la phytothérapie à l'image de la première pharmacopée chinoise qui voit le jour 4.500 ans avant notre ère. Précisons que l'aromathérapie n'est qu'une branche de la plus générique phytothérapie. Les ouvrages médicaux chinois les plus anciens ont toujours fait l'éloge des plantes aromatiques telles que la cannelle de Chine (*Cinnamomum cassia*), le camphre (*Cinnamomum camphora*), le gingembre … Aujourd'hui encore, le chercheur y trouve des pistes superbes pour initier le développement de quelques activités reconnues depuis des millénaires. Pour en être mieux convaincu, le très fameux *Baume du tigre* ne contient que des huiles essentielles.

Une troisième zone géographique apporte aussi son lot de connaissances sur ces essences aromatiques. En Égypte, vers 2.500 ans, à l'époque de la XVIIIe dynastie pharaonique, le savoir culmine dans de nombreux domaines de cette riche culture. Ainsi, afin de préserver les chairs du défunt, l'embaumement utilisait, entre autre, les plantes aromatiques de myrrhe, cyprès, cèdre, basilic, poivre. Mais plus encore, un remède très complexe, le *Kyphi*, contenait essentiellement des extraits de plantes

aromatiques : nard, encens, myrrhe, jonc odorant, orcanette, ... le *Kyphi* avait une utilisation double : tantôt il était employé comme médicament pour lutter contre les maladies et le patient buvait le remède, tantôt il était mis à brûler lors de rites magico-religieux. À l'époque, le médecin était également prêtre comme si le corps ne pouvait être soigné sans une guérison parallèle de l'âme. La médecine conventionnelle et officielle pourrait davantage s'inspirer de cet héritage pour revenir à une approche vraie, globale et transparente.
Un dernier détail qui garde toute son importance. La fabrication du *Kyphi* a probablement été transmise aux Égyptiens par un peuple plus ancien encore : les Ésséniens mais a aussi été récupéré par les Hébreux qui en ont fait une version toujours utilisée de nos jours et quotidiennement. En réalité, le Saint Chrême, autrement dit, l'huile d'extrême onction n'est autre qu'une version judaïco-chrétienne du *Kyphi*. Vers 1.500 ans avant J.-C., les écrits du célèbre Imhotep présentent des recettes proches de celles de l'aromathérapie moderne. Comme quoi, nous n'avons rien inventé de neuf et les preuves de ce savoir sont innombrables pour celui qui voudrait être davantage convaincu.

Mille ans avant J.-C., les Perses nous offrent le « père » de la distillation, Ibn Sina, appelé Avicenne. Ce médecin perfectionne la technique d'extraction des essences et entre autres celle de *Rosa centifolia*. Il écrit de nombreux ouvrages médicaux dont le plus réputé « *Le canon de la médecine occidentale* » qui fait appel à de nombreuses huiles essentielles dans les formules de l'œuvre. Le monde arabe a amélioré considérablement la chimie et la distillation de nombreuses huiles essentielles pour fabriquer des parfums, des remèdes et des soins de peau par le massage. Ce savoir nous est remonté en Occident par les invasions arabes (Espagne) et par les croisades. La ville de Grasse, mondialement connue, devient alors le centre incontesté du traitement des matières aromatiques. Bien plus tard, la Grèce antique et Rome livrent des personnages clé dans le développement de la médecine occidentale et des remèdes à base de plantes aromatiques. Le médecin grec Hippocrate n'est-il pas le « *Père de la médecine* » grâce à son savoir acquis au travers de longs voyages en Égypte, en Inde et en Chine.

Il fonde une école de médecine qui établit les bases de notre médecine actuelle à l'image du serment d'Hippocrate que tout médecin prête avant d'exercer son art. Par la suite, Théophraste remarque à ce point l'intérêt thérapeutique des huiles essentielles qu'il rédige le « *Traité des odeurs* » pour magnifier la beauté de la femme. Des noms tels que Pline l'ancien, Dioscoride, Asclépiade ne peuvent laisser insensibles les thérapeutes. Tous ont activement participé à l'apprentissage des propriétés des huiles essentielles pour soulager et apporter le bien-être auprès de leurs patients.

L'aromathérapie est née et les siècles suivants manifestent la recherche de l'extraction des essences par la distillation. L'outil le plus adapté s'appelle « *alambic* » à l'image de son origine arabe « *al ambicos* » mais le tout premier appareil en terre cuite a été découvert dans le nord de la Chine et semble remonter à plus de cinq mille ans avant J.-C.

Au Moyen Âge, le nom de « *aromaterii* » est même donné aux apothicaires et précise l'importance de la place des extraits aromatiques dans les remèdes de l'époque.
Il n'est pas inutile de rappeler qu'au plus fort de l'épidémie de peste, des voleurs procédaient au pillage des pestiférés sans être affectés par la maladie. Leur secret ? Simple, une macération de plantes aromatiques dans du vinaigre, qu'ils utilisaient avant leurs exploits. Sa découverte est une telle révélation que sa formule est transcrite dans la pharmacopée française et y reste 400 ans ! Allez donc jouer les curieux sur Google : tapez « vinaigre des quatre voleurs ». Vous comprendrez mieux. Au début du XXe siècle, l'aromathérapie connaît une renaissance par les travaux de scientifiques français pour la plupart. Le chimiste lyonnais René-Maurice Gattefossé consacre sa vie à l'étude des propriétés thérapeutiques des huiles essentielles. Il laisse un ouvrage capital intitulé « *Aromathérapie* ». La voie est ouverte et un pharmacien lyonnais toujours, reprend les travaux de Gattefossé, les applique sur les animaux et en valide l'efficacité. Un peu plus tard, le médecin Jean Valnet apporte son savoir important et le communique à toute famille française par une excellente vulgarisation au travers de son livre « *Aromathérapie* ».

Ses disciples, tous médecins, Duraffourd, Lapraz, d'Hervincourt, poursuivent la filière scientifique de l'aromathérapie moderne et créent un enseignement médical de ces quintessences. Le Dr Belaiche apporte sa contribution par ses ouvrages « *Traités de phyto-aromathérapie* » en trois volumes alors que Pierre Franchomme associe définitivement la notion de chémotype ou race biochimique sur base d'une analyse chromatographique.

D'autres pharmaciens, médecins et scientifiques ont intégré dans l'arsenal thérapeutique du médecin les prescriptions à base d'huiles essentielles afin de guérir et traiter la quasi-totalité des pathologies avec une efficacité et une reproductibilité vérifiables. Dès lors, nous pouvons affirmer aujourd'hui que : « *Le futur de la médecine est l'avenir de l'aromathérapie* ».

Les plantes aromatiques dans le règne végétal

Parmi les 800.000 espèces végétales actuellement référencées, les plantes à essence ou plantes aromatiques tiennent une place à part. Leur degré de sophistication, la synthèse de l'essence variable selon l'environnement dans lequel elle pousse nous permettent de qualifier ces plantes « *d'intelligentes* ». Elles occupent le sommet de la pyramide du règne végétal et se distinguent des autres plantes incapables de fabriquer une essence.

Les plantes aromatiques comportent trois principales catégories d'appareils sécréteurs :

- les poils glandulaires épidermiques
- les poches glandulaires (schizogènes ou schizolysigènes)
- les canaux glandulaires

Ces structures glandulaires peuvent se rencontrer dans tous les organes de la peau, végétatifs et reproducteurs :

- sommités fleuries : lavande vraie, sauge, romarin, thym, ylang-ylang, rose, ...
- graines ou fruits : anis, fenouil, ajowan, citron, orange, limette, ...
- racines : vétiver, angélique, nard, ...

- bois : santal, fokiénia, cèdre, bois de rose, …
- feuille : eucalyptus, tea-tree, laurier, niaouli, ravintsara, petit grain, …
- rhizôme : roseau odorant, gingembre, …
- écorce : cannelle, …
- oléorésine : copaiba, myrrhe, encens, baume de tolu, styrax, …

Rares sont les plantes chez qui ces structures sont présentes dans un seul organe ; la plupart en sont pourvues dans toutes leurs parties ; c'est le cas d'*Angelica archangelica* (racine, tige, feuilles, fruits). Bien que la composition des essences de chacune des parties soit différente l'une de l'autre, toutes gardent un indéniable « air de famille ».
Tel n'est pourtant pas le cas chez *Cinnamomum zeylanicum* où de grandes différences existent dans la composition des huiles essentielles issues des différentes parties de la plante : les écorces de cannelle vraie sont riches en cinnamaldéhyde tandis que les feuilles contiennent de l'eugénol (limbe) et du cinnamaldéhyde (pétiole). Le *Citrus aurantium ssp. aurantium*, quant à lui, est bien connu pour la diversité de ses essences sur les plans chimiques et pharmacologiques ; l'essence des feuilles d'oranger bigarade est riche en esters antispasmodiques ; l'essence terpénée des zestes est calmante et l'essence des fleurs est riche en alcools neurotoniques.
Le *Cinnamomum camphora CT cinéole*, dont les feuilles contiennent une essence eucalyptolée, produit des fruits (jamais distillés) riches en eugénol (comme les clous de girofle), d'où le nom de *Nux caryophyllata* qui leur est attribué.

L'essence se retrouve donc toujours dans plusieurs organes, mais dans des proportions différentes ou même de composition totalement différente (écorce de cannelle très différente de feuille de cannelle) :

- essence de fleur d'oranger bigarade (néroli) : alcools neurotoniques
- essence de feuille d'oranger (petit grain) : esters antispasmodiques
- essence de zeste d'oranger : terpènes apaisants

Au microscope optique, la coupe de feuille révèle la structure interne des poils (encore appelés trichomes) tecteurs et sécréteurs.

Ces poils sont fixés au limbe de la feuille par une cellule dite basale sur laquelle se disposent plusieurs unités biologiques spécialisées, les cellules sécrétrices surmontées d'une poche dans laquelle l'essence migre pour y être stockée. Cette structure constitue une véritable glande.
Lorsque aucun poil glandulaire n'est décelable mais que la coupe de la feuille montre des petites vacuoles encerclées de cellules allongées, nous sommes en présence de structures glandulaires dites schizogènes.
Ce type de glande intralimbique est caractéristique des représentants de la famille des Myrtacées, des Rutacées et des Hypéricacées.

Observée à la lumière, une feuille de millepertuis laisse apparaître « mille trous » ; ce qui lui a valu son nom. En fait, ces points réfringents ne sont rien d'autres que des poches schizogènes vues par transparence. Cet aspect se retrouve sur les feuilles d'une Myrtacée australienne, l'arbre à thé ou tea-tree.

Le gemmage des pins maritimes s'effectue encore dans les Landes et consiste à entailler le tronc duquel suinte l'oléorésine terpénique récoltée dans des pots de terre ou des poches en plastique ; distillée, celle-ci donnera d'une part la térébenthine et, d'autre part, la colophane.
Les études structurales montrent que cette oléorésine est sécrétée par des canaux glandulaires schizogènes, également présents dans les aiguilles. Une coupe d'un canal montre une gaine formée d'une couche de cellules sécrétrices en regard de la lumière du canal et d'une autre couche de cellules adjacentes enserrant les premières et transformées en fibres lignifiées constituant une gaine protectrice. Ce dernier type de structure se retrouve dans tous les bois résineux, en particulier chez les Abiétacées et les Cupressacées.

Dans la famille des Apiacées, les fruits, fortement aromatiques, contiennent également des petits canaux glandulaires ; ainsi, dans les fruits immatures du coriandre, deux canaux périphériques commissuraux contiennent une essence à aldéhyde. Chez certaines plantes aromatiques, en particulier dans la famille des Brassicacées, les cellules sécrétrices ne sont pas organisées en glandes mais restent isolées. Les Lauracées et les Zingibéracées possèdent également des cellules sécrétrices isolées.

Les principales familles aromatiques

Lauracées : laurier noble, bois de rose, bois de Hô, cannelles, ravintsara, litsée citronnée

Lamiacées (labiées) : thyms, romarins, lavandes, lavandins, sauges, menthes, origans, basilics, patchouli

Myrtacées : tea-tree, niaouli, cajeput, giroflier, eucalyptus, myrte

Apiacées (ombellifères) : carotte, livèche, fenouil, ajowan, anis, badiane, cumin, carvi

Abiétacées (pinacées) : pins, sapins, épiceas, cèdres, épinette

Astéracées (composées) : hélichryse, tanaisie, estragon, inule, camomilles

Rutacées : agrumes : citron, orange, bergamote, mandarine, hystrix, lime, limette

Poacées : palmarosa, citronnelles, lemongrass, gingergrass, ahibero

Cupressacées : cyprès, genévrier

Géraniacées : géranium rosat cv Égypte, Chine, Bourbon

Cistacées : ciste ladanifère, katafray

De l'essence à l'huile essentielle

De nombreux procédés sont utilisés pour l'extraction des substances aromatiques. Cette opération est des plus difficiles et des plus délicates puisqu'elle a pour but de capter les produits les plus subtils et les plus fragiles élaborés par le végétal et ce, sans en altérer la qualité.

Produits plus « éthériques » que matériels pour certaines fleurs mais, dans certains cas, produits intimement liés à la matière et non-directement diffusibles, les huiles essentielles sont des substances complexes et diverses demandant, pour leur obtention, des soins tout particuliers.

Dans le cas des exsudations oléorésineuses ou gommes oléorésineuses, la fraction volatile est totalement engluée.
Les techniques d'extraction doivent donc, tout en tenant compte des coûts d'obtention liés au rendement, au temps passé et au matériel utilisé, viser à résoudre, au mieux, ces difficultés dans le but d'obtenir des extraits de la plus haute qualité, c'est-à-dire les plus proches possibles de l'essence originelle.

L'expression mécanique

La méthode la plus simple mais malheureusement la plus limitée consiste à briser mécaniquement les « poches à essence » des zestes frais d'agrumes pour en recueillir les essences. Le produit obtenu se nomme « essence » et non « huile essentielle » car aucune modification chimique liée à des solvants ou à la vapeur d'eau n'a eu lieu (pour tous les citrus).

La distillation à la vapeur d'eau

La distillation à la vapeur d'eau, connue depuis la plus haute Antiquité, transmise par les Arabes et perfectionnée par les Grassois, est un procédé utilisant l'entraînement des substances aromatiques grâce à la vapeur d'eau.
Le procédé, relativement récent, appelé « *distillation par entraînement à la vapeur d'eau* » apporte une amélioration certaine de la qualité des produits obtenus en minimisant les altérations hydrolytiques (particulièrement des esters) liées au procédé traditionnel de distillation ; l'installation comporte une chaudière à vapeur séparée de l'alambic. À la sortie du réfrigérant (à circulation d'eau froide) dans lequel se sont condensées les vapeurs, l'eau distillée et l'essence (plus légère que l'eau), devenue huile essentielle, se séparent. Ce changement d'appellation se justifie pleinement car, sous l'action de l'oxygène, de l'eau, de la vapeur d'eau et de la température, les molécules aromatiques de l'essence subissent diverses modifications (oxydations, hydrolyses, restructurations) minimes dans certains cas, importantes dans d'autres.
La majorité des huiles essentielles sont obtenues par distillation à la vapeur d'eau, sans détartrant chimique et sous basse pression.

Le procédé consiste à faire traverser par de la vapeur d'eau une cuve remplie de plantes aromatiques. À la sortie de la cuve et sous pression contrôlée, la vapeur d'eau enrichie d'huile essentielle traverse un serpentin où elle se condense. À la sortie, un essencier recueille l'eau et l'huile essentielle. La différence de densité entre les deux liquides permet une séparation aisée.
Les plantes sauvages de montagne ont une odeur et une activité biologique extraordinaires dues, pour certaines, à leur forte teneur en esters aromatiques dont la synthèse est favorisée par l'altitude, l'ensoleillement et la sécheresse, ou encore par la symbiose avec d'autres plantes sauvages du biotope.
Ensuite, la distillation demande de grandes précautions : le choix de l'alambic, en inox de préférence ; la conduite de la chauffe, sous basse pression 0.05 bars ; la durée de la distillation : longue ou prolongée, permet de recueillir l'ensemble des fractions « de tête » et « de queue » ; l'emploi d'une eau de source peu ou pas calcaire.

Propriétés indispensables des huiles essentielles

- 100% naturelle, c'est-à-dire non dénaturée, avec des molécules d'hémisynthèse ou de synthèse totale, des agents émulsifiants chimiques (Tween 60, Span 60), des huiles minérales, etc. (allergie et toxicité)
- 100% pure, c'est-à-dire exempte d'autres huiles essentielles proches, d'huiles végétales, d'alcool, de térébenthine, etc.
- 100% intégrale, in extenso non amputée, non décolorée, non déterpénée, non rectifiée, non suroxydée, non peroxydée, etc.

Procédés d'extraction des huiles essentielles

La percolation ou l'hydrodiffusion

Cette méthode consiste à envoyer la vapeur d'eau de haut en bas. Elle est plus rapide et donne une meilleure qualité de substances aromatiques, mais charge les huiles essentielles en substances non volatiles. On parle alors « d'essence de percolation ».

L'extraction au CO_2 supercritique

Très moderne, très coûteuse, cette méthode consiste à faire passer un courant de CO_2 à haute pression qui fait éclater les poches à essences et entraîne les substances aromatiques.

L'enfleurage

L'enfleurage est habituellement réservé aux fleurs qui sont mises en contact avec des graisses absorbantes qui se saturent progressivement en essence. Les pommades ainsi préparées sont employées telles quelles ou épuisées par l'alcool absolu. On obtient alors des extraits alcooliques de fleurs dont la dernière étape sera de séparer l'alcool de l'essence aromatique.

Les macérations

L'huile rouge (millepertuis) ou l'huile verte (origan) s'obtiennent par macération huileuse prolongée (1 mois) à froid et à l'abri de l'air. La fabrication de vinaigres aromatiques se déroule selon le même procédé. À ne pas confondre avec les huiles essentielles !

Procédé par épuisement

L'extraction des essences peut se faire par des solvants volatiles (benzène). On obtient des concrètes de fleurs et de feuilles qui deviennent des absolus par épuisement à l'alcool puis des « essences concrètes » après évaporation. Les concrètes contiennent en général 2 à 3% de solvants résiduaires. Ces essences sont donc inutilisables en médecine à l'exception de l'olfactothérapie.

Rendement en huiles essentielles

Les rendements en huiles essentielles sont très variables d'une espèce à l'autre. L'étude de ces différences est utile pour prouver une fois de plus, s'il en était besoin, que les produits aromatiques proposés dans le commerce ne sont pas tous de la même qualité. En effet, plus les quantités de plantes nécessaires pour obtenir 1 litre d'huile essentielle sont importantes, plus le prix est élevé.

Pour obtenir un kilogramme d'huile essentielle (environ 1 litre), les poids moyens suivants sont nécessaires :

- 4.000 à 12.000 kgs (5 à 10 tonnes) d'herbe pour la mélisse
- 3.500 à 4.000 kgs de pétales de rose de Damas (soit un hectare de rosiers !)
- 150 kgs de sommités fleuries pour la lavande vraie
- 50 kgs de sommités fleuries pour le lavandin grosso
- 20 kgs de fruits pour la badiane de Chine
- 6 à 7 kgs de boutons floraux pour les clous de girofle

Ce rendement varie aussi

- d'une année à l'autre pour une même plante aromatique. On peut parler, pour ces huiles essentielles, de cru ou de millésime
- d'une saison à l'autre, le printemps favorisant la synthèse d'alcools terpéniques (linalol, géraniol) tandis que l'automne apporte des phénols aromatiques (thymol, carvacrol)
- d'une heure à l'autre, certaines plantes aromatiques doivent se cueillir et se distiller le matin, pour d'autres il faut les travailler le soir
- d'une région à l'autre, la nature du sol, la durée d'ensoleillement, la population végétale avoisinante

Critères de qualité des huiles essentielles

Les propriétés des molécules aromatiques et leur action synergique déterminent les propriétés et indications dermocosmétiques des huiles essentielles. La relation intime qui unit la structure chimique et l'activité dermocosmétique est le fondement de l'aromathérapie scientifique : il est impossible de définir les propriétés d'une huile essentielle sans tenir compte des molécules qui la constituent.

Par conséquent, les critères de qualité des huiles essentielles doivent être établis en fonction de leur impact sur la composition chimique idéale et intégrale des essences telles que la Nature les a conçues et non pas telles que l'Homme les a modifiées ou reconstituées.

Seul le respect de l'ensemble des critères de qualité garantira l'authenticité des huiles essentielles, leur relative innocuité et leur pleine efficacité cosmétique. La moindre modification du profil moléculaire entraîne un risque d'augmentation des effets indésirables (allergies, dermocausticité, photosensibilité, ...) et une diminution de l'efficacité.

La récolte

Modes de culture : le mode de culture influence grandement la qualité des huiles essentielles. Seules les huiles essentielles provenant de plantes cueillies à l'état sauvage ou cultivées biologiquement devraient être utilisées à des fins cosmétiques nobles. Des expériences ont d'ailleurs prouvé qu'une simple adjonction de sels minéraux solubles dans le sol est susceptible de modifier nettement la composition physico-chimique d'une huile essentielle. Un cahier de charges très strict doit rejeter les résidus : métaux lourds, PCB, radioactivité, ...

Choix des plantes : seules les plantes saines de l'espèce recherchée doivent être récoltées.

Mode de cueillette : idéalement, les plantes doivent être cueillies à la main. Cette méthode est plus écologique et permet d'obtenir des huiles essentielles de meilleure qualité.

Provenance (région d'origine) : il en est des huiles essentielles comme des vins ! Il ne suffit pas de laisser fermenter des raisins pour fabriquer du bon vin. Il en va de même pour les huiles essentielles : il y a de grands crus d'huiles essentielles comme il y a de grands crus de vin ! Aussi, le terroir où a poussé une plante détermine en grande partie la qualité de l'essence qu'elle produit.

Stade végétatif : la récolte doit avoir lieu pendant le stade végétatif où la plante est la plus riche en essence. Ce moment varie d'une plante à l'autre ; par exemple, la menthe doit être récoltée avant la floraison, c'est-à-dire avant qu'elle ne développe des cétones toxiques.

Période de la journée : la qualité de l'essence d'une plante varie en fonction de la période de la journée où elle est récoltée. Ainsi, la lavande sauvage et les roses doivent être cueillies la matin après la rosée et le thym, de préférence l'après-midi.

Espèce botanique certifiée

Les huiles essentielles utilisées à des fins cosmétiques doivent impérativement provenir de plantes botaniquement certifiées, c'est-à-dire identifiées par deux noms latins. Le latin étant la langue universellement reconnue en botanique. Le premier nom désigne le genre, par exemple *Cupressus*. Le second, l'espèce : *sempervirens*, (cyprès toujours vert).

Il est aberrant et même risqué d'employer une huile essentielle en ne se basant que sur son nom commun. Par exemple, l'huile essentielle de sauge, vendue sans autre appellation, a provoqué des crises d'épilepsie et parfois un coma. En fait, il existe deux espèces de sauge : *Salvia officinalis* (sauge officinale), contenant de la thujone neurotoxique et abortive, et *Salvia sclarea* (sauge sclarée) qui ne contient pas de thujone, ce qui la rend totalement innofensive.

Partie de la plante utilisée

Les diverses parties d'une même plante (fleur, feuille, tige, écorce, racine) peuvent produire des essences différentes.

Par exemple, *Cinnamomum zeylanicum* :

- racines : contiennent de la bornéone (camphre), neurotoxique
- feuilles : contiennent de l'eugénol, puissant anti-infectieux
- écorce : contient de l'aldéhyde cinnamique, aphrodisiaque et antibactérien

Chémotypes

Les composantes aromatiques d'une plante ne sont pas immuables. Une même plante, croissant dans des lieux différents, peut sécréter des essences très différentes en fonction de divers éléments comme l'ensoleillement, le climat, la composition du sol et l'altitude. Ces variations de composition sont appelées chémotypes. Elles ont été découvertes il y a une trentaine d'années par le professeur Passet de Montpellier. Par exemple, le romarin produit trois huiles essentielles différentes selon qu'il est

récolté au Maroc : eucalyptole (1.8 cinéole) dominant, expectorant ; en Provence : camphre (bornéone) dominant, décontractant musculaire (selon les doses), neurotoxique, abortif ; ou en Corse : verbénone dominante, hépatostimulant.
À l'intérieur d'un même chémotype, on peut retrouver des « sub-chémotypes » issus des variations chimiques saisonnières dans la composition des essences de certaines plantes. Par exemple, un thym vulgaire d'hiver, à odeur de géraniol bien prononcé, donnera un thym vulgaire d'été à odeur plus douce, le géraniol étant remplacé en bonne partie par son ester, l'acétate de géranyle (quatre fois moins anti-infectieux).
Les chémotypes représentent une réalité incontournable pour utiliser les huiles essentielles avec discernement et efficacité ; à défaut d'en tenir compte, on risque des échecs et la frustration de ne pas avoir obtenu le résultat escompté.

En pratique, pour spécifier les chémotypes, on utilise les termes suivants :

- en latin, le nom du genre et de l'espèce est suivi de CT et de la molécule spécifique par exemple : *Thymus vulgaris CT geranioliferum*
- en français, le nom du genre et de l'espèce suivi de la molécule spécifique par exemple : thym vulgaire à géraniol

Par mesure de simplification, le nom latin ou français sera suivi de la molécule entre parenthèses. Par exemple, *Cymbopogon winterianus* (citronnellal) ou citronnelle de Java (citronnellal).

Méthode d'extraction utilisée

Comme nous l'avons déjà vu, il existe plusieurs méthodes d'extraction des essences, mais les deux seules admises en aromathérapie sont l'expression mécanique, limitée aux zestes d'agrumes et la distillation à la vapeur d'eau.
La distillation est un procédé délicat, exigeant de l'expérience et une surveillance constante. Pour obtenir une huile essentielle de première qualité, les critères suivants doivent être respectés :

- l'alambic doit être en acier inoxydable, le cuivre et le fer forment des oxydes ;
- la distillation doit s'effectuer à basse pression, entre 0.05 et 0.10 bars, des suroxydations se produisant sous haute pression. Ainsi, la couleur de l'huile

essentielle de thym vulgaire en pleine floraison varie du rouge clair au rouge brun en élevant la pression. La pyrogénation des bois avec des écorces, consécutive à la distillation sous haute pression et haute température donne des huiles essentielles souillées de goudrons cancérigènes ;

- la durée de la distillation doit être prolongée pour permettre de recueillir le « totum » des molécules aromatiques, c'est-à-dire l'ensemble des fractions dites « de tête » et « de queue ». Par exemple, les trois quarts de l'huile essentielle de thym vulgaire sont extraits durant les trente premières minutes, mais il faut de soixante à quatre vingt minutes supplémentaires pour extraire la totalité des phénols (anti-infectieux), longs à passer. Les distillateurs sont payés au kilogramme d'huile essentielle, raison pour laquelle la plupart risque de distiller à haute pression et d'interrompre la distillation après les 25 ou 30 minutes rentables. Ces huiles essentielles sont très souvent « rectifiées », c'est-à-dire redistillées pour les purifier des composantes indésirables et pour concentrer les composantes les plus volatiles. Ce procédé produit des huiles essentielles décolorées avec une odeur moins fine, des propriétés thérapeutiques moins grandes et des effets indésirables accrus. Ainsi, une huile essentielle d'eucalyptus rectifiée pourra contenir jusqu'à 80% d'eucalyptole, mais elle sera moins expectorante, moins anti-infectieuse et plus irritante pour les bronches qu'une huile essentielle d'eucalyptus « complète » n'en contenant que 60% ;
- l'eau employée sera une eau de source peu ou pas calcaire pour éviter de recourir aux détartrants chimiques ;
- après distillation, les huiles essentielles doivent être filtrées, puis stockées dans des cuves hermétiques inaltérables entreposées dans une cave fraîche. Leur mise en bouteille doit se faire uniquement dans des flacons en verre brun ou bleu pour assurer leur conservation.

Contrôles de qualité du produit final

Le marché mondial des huiles essentielles est monopolisé par l'industrie cosmétique et la parfumerie dont le seul impératif est d'obtenir l'huile essentielle la moins chère (peu importe la qualité) pour un maximum de profit possible. Les huiles essentielles destinées à cette industrie ne sont donc pas acceptables pour les synergies proposées dans ce livre.

La plupart des huiles essentielles vendues comme 100% pures et naturelles sont en réalité coupées, allongées, diluées et dénaturées avec des huiles végétales ou minérales, des molécules de synthèse de faible prix, dites « parfums », des agents émulsifiants chimiques (Tween 60 ou Span 60), de la térébenthine, de l'alcool et même de l'essence automobile !

Ces profondes altérations sont susceptibles de rendre les huiles essentielles allergisantes et toxiques, voire cancérigènes. Elles peuvent aussi être additionnées d'autres huiles essentielles proches comme, par exemple, du lavandin super, peu camphré, de moindre prix, inclus dans la lavande fine. Certaines sont décolorées ou recolorées artificiellement. D'autres encore sont amputées de certaines molécules. C'est le cas, par exemple, de l'essence de citron déterpénée ; l'élimination du limonène (terpène) augmente la durée de conservation de l'essence, mais celle-ci devient beaucoup plus agressive pour la peau.

Ainsi, avec une tonne d'huile essentielle de romarin 100% pure et naturelle, distillée au Maroc, certains laboratoires en fabriquent sept tonnes qu'ils revendent moins cher que le produit d'origine ! Enfin, certaines huiles essentielles délicates comme le niaouli, la rose ou la mélisse ne sont en général disponibles dans le commerce que reconstituées.

La seule façon de fournir des huiles essentielles de qualité irréprochable est d'en contrôler la qualité en laboratoire. Plusieurs moyens sont mis en œuvre :

Contrôles physiques

Contrôle organoleptique : à partir d'une aromathèque, constituée d'huiles essentielles certifiées, on contrôle la couleur, l'odeur et, dans certains cas, la saveur des huiles essentielles analysées ;

Étude des constantes physiques à température donnée : densité, solubilité dans l'alcool, point d'ébullition, point éclair, points de congélation, pouvoir rotatoire sur la lumière polarisée, indice de réfraction.

Contrôles chimiques

Ces contrôles s'effectuent par chromatographie en phase gazeuse ; on compare les chromatographies des échantillons à analyser avec les chromatographies d'huiles essentielles absolument identiques qui servent de référence absolue.

Propriétés physiques des essences et H.E.

À température ambiante, elles sont liquides, rarement visqueuses (myrrhe, houblon) ou cristallisées (rose, thym CT thujanol, fenouil). À plus faible température (10°C), certaines cristallisent sans aucune altération chimique et indiquent une très bonne qualité du produit.

Elles sont volatiles, ce qui explique leur caractère odorant et permet leur entraînement à la vapeur d'eau.

Elles sont plus légères que l'eau et non miscibles, ce qui permet leur séparation dans l'essencier de manière totalement naturelle.

Elles sont actives sur la lumière polarisée et ont souvent un indice de réfraction élevé. Le pouvoir rotatoire et l'indice de réfraction sont deux constantes physiques caractéristiques de chaque huile essentielle.

Elles sont diversement colorées :

- bleu foncé de la tanaisie, de la matricaire
- rouge de la sarriette, de l'origan, du thym à thymol
- vert émeraude de l'inule
- vert pâle de la bergamote et du nard de l'Himalaya
- orange de la mandarine, de l'orange douce
- jaune pâle de la sauge sclarée, du basilic, de l'estragon
- jaune imperceptible pour la plupart des autres H.E.

La bonne conservation des huiles essentielles

Il faut des flacons en verre coloré ou aluminium (estagnon) car le rayonnement U.V. modifie la composition biochimique des huiles essentielles et une fermeture étanche du flacon pour éviter la volatilisation progressive des H.E. qui s'appauvriraient de leurs actifs au fil du temps.

De plus, respectez un stockage à des températures comprises entre 5° et 40°. Moyennant ces quelques précautions, les huiles essentielles se conservent merveilleusement bien. Pures non diluées, elles ont obtenu le maximum légal autorisé, c'est-à-dire 5 ans mais sachez qu'un flacon d'H.E. âgé de 10 ans reste encore utilisable ; songez au vin par exemple où quelques années finissent l'alchimie subtile de ce que la nature a de plus précieux à offrir.
Par contre, les essences des zestes de Citrus se conservent généralement moins bien que les huiles essentielles. Elles seront utilisées endéans les trois ans.

Les différentes catégories d'huiles essentielles

Compte tenu des divers critères de qualité exposés précédemment, il existe sur le marché plusieurs catégories d'huiles essentielles.

Qualité industrielle standard

Il s'agit d'huiles essentielles provenant d'espèces de plantes botaniquement non certifiées, cultivées industriellement, récoltées sans contrôle du meilleur moment, distillées rapidement et incomplètement à haute température et à haute pression, souvent rectifiées, dénaturées et amputées de certaines molécules, quand elles ne sont pas carrément reconstituées. À proscrire pour l'usage thérapeutique, leur emploi devrait se limiter à l'industrie cosmétique et à la parfumerie de mass market.

100% pures et 100% naturelles

Plus rares déjà que les précédentes, ce sont des huiles essentielles de qualité moyenne. Elles ne proviennent pas nécessairement d'espèces de plantes botaniquement certifiées (plusieurs espèces pouvant être confondues), cueillies à l'état sauvage ou cultivées biologiquement. La récolte n'a pas toujours été faite au meilleur moment qui soit. La distillation est incomplète car elle est effectuée sur une courte durée à haute température et à haute pression. Elles sont rectifiées, mais elles ne sont pas allongées, dénaturées ou amputées comme les précédentes. Leur usage à des fins cosmétiques et thérapeutiques est possible mais déconseillé.

Authentiques et chémotypées

Ce sont des huiles 100% pures, 100% naturelles et 100% complètes ou intégrales, qui répondent à l'ensemble des critères que nous avons énoncés. Elles sont les plus actives sur tous les plans thérapeutiques et cosmétiques. Elles sont rares et leur prix est forcément plus élevé mais il est parfaitement justifié par leur qualité et leur efficacité. Ce sont les seules qui devraient être utilisées pour une efficacité attendue par le professionnel.

Pour guider votre choix

Sur une bouteille d'huile essentielle devraient toujours figurer : le genre, l'espèce botanique certifiée (en latin), le chémotype et la partie distillée de la plante. Quoiqu'ils ne garantissent pas une huile authentique, ces renseignements suggèrent le sérieux du fabricant, clarifient le choix de l'huile et laissent supposer une huile d'une certaine qualité. Si l'huile a subi un contrôle de qualité, sur la bouteille devrait apparaître un numéro de lot à partir duquel vous pourriez obtenir l'information chromatographique correspondante et une traçabilité parfaite.

Il appartient au consommateur et au thérapeute de faire preuve de sens critique, de poser des questions, d'exiger des garanties de qualité et de rechercher les laboratoires sérieux (trop peu nombreux) fournissant des huiles essentielles authentiques répondant à ces divers critères de qualité afin d'éviter les échecs et les accidents.

Propriétés thérapeutiques des huiles essentielles et leur champ d'application en dermocosmétique

Propriétés anti-infectieuses et immunostimulantes

- Antibactériennes : la capacité des huiles essentielles à neutraliser les germes est aujourd'hui indiscutable. Grâce à la pratique des aromatogrammes, l'aromathérapie possède les moyens d'exploiter au maximum les propriétés anti-infectieuses des huiles essentielles chémotypées. Cette activité est de la plus haute importance dans la gestion préventive et curative d'affections cutanées facilement surinfectées : lésions cutanées, plaies, acnés, ... Dans ce cas, la connaissance des molécules porteuses de l'action anti-bactérienne est de première importance. Les huiles essentielles les plus anti-bactériennes sont la cannelle de Chine, la cannelle de Ceylan (écorce), le giroflier, la sarriette des montagnes, le thym CT thymol, l'origan de Grèce, l'origan à inflorescences compactes, l'ajowan. Leur emploi en dermocosmétique est très limité car elles sont caustiques pour la peau. Immédiatement après ces H.E. très puissantes, en viennent d'autres plus souples d'emploi : le bois de rose, le bois de Hô, le thym CT linalol, la marjolaine à coquilles, le palmarosa, l'ahibero, la monarde, le thym CT thujanol, l'arbre à thé ou tea-tree, le thym CT bornéol, le laurier noble.

- Antifongiques : toutes les infections fongiques sont d'une actualité criante car les antibiotiques prescrits de manière abusive et déraisonnable ont favorisé leur extension. Ces affections touchent de nombreuses zones corporelles : ongles, cheveux, muqueuse buccale, vaginale, intestinale et autres régions cutanées. La dermocosmétique appréciera énormément ce type d'huiles essentielles. Ce sont les mêmes que celles citées au point ci-avant auxquelles nous devons ajouter le lemongrass, le gingergrass, le niaouli, le patchouli, le genévrier de Virginie, la litsée citronnée, le laurier noble, la lavande aspic, le géranium rosat CV Égypte.

- Antivirales : les virus donnent lieu à des troubles protéiformes dont certains (voire beaucoup) posent des problèmes pour le moment non résolus. Les réponses classiques à ces infections restent très limitées et même inefficaces. Les huiles essentielles très performantes constituent une aubaine pour traiter ces troubles. Très disgracieux, un herpès labial (bouton de fièvre) sera très rapidement guéri. La dermocosmétique est donc preneuse de ce type d'action. La liste des huiles essentielles antivirales est longue. Toutes celles citées précédemment auxquelles nous ajoutons le mandravasarotra (dit saro), le ravintsara, l'eucalyptus radié, le niaouli, le myrte vert, le romarin CT cinéole, l'hysope couchée. L'arsenal anti-viral est large et garantit aux professionnels un résultat rapide et visible au niveau cutané.

- Antiparasitaires : que nous parlions de parasites intestinaux ou cutanés, ils auront de manière évidente un impact sur le tissu cutané. Ces troubles infectieux sont radicalement traités par des huiles essentielles plus délicates à l'emploi puisqu'il faut être toxique pour le parasite sans nuire pour autant à l'être vivant qui l'héberge. Les meilleures : la cannelle de Chine, la cannelle de Ceylan (écorce), le thym CT thymol, le giroflier, l'origan de Grèce, l'origan à inflorescences compactes, l'ajowan, la sarriette des montagnes, auxquelles nous ajoutons l'eucalyptus mentholé, le romarin CT camphre, le cèdre de l'Atlas, le boldo et le chénopode.

PROPRIÉTÉS ANTI-INFLAMMATOIRES

Les affections inflammatoires au niveau cutané laissent immanquablement des traces disgracieuses. Que le tissu nerveux (eczéma) ou l'immunité (psoriasis) ou la circulation sanguine (couperose) soit la cause, l'inflammation reste une cible prioritaire pour tous les soins dermocosmétiques. L'aromathérapie scientifique cosmétique nous offre d'infinies possibilités pour palier ces troubles d'origines variées. Certaines huiles essentielles sont davantage orientées vers les états inflammatoires cutanés d'étiologie nerveuse : l'hélichryse italienne, la camomille noble, le petit grain bigarade, la lavande vraie, le lavandin super, l'ylang-ylang, la cardamone, ... D'autres agissent sur les inflammations d'origine immunitaire : eucalyptus citronné, lemongrass, litsée citronnée, verveine citronnée. L'aldéhyde aromatique de la cannelle de Chine et de la cannelle de Ceylan (écorce) intervient dans la lutte anti-inflammatoire par l'action hyperémiante locale facilitant l'implication des leucocytes. Les huiles essentielles riches en molécules négativantes compensent la perte d'électrons des tissus

enflammés : la matricaire ou camomille allemande, la tanaisie annuelle, le poivre noir, le lentisque pistachier, l'encens, la myrrhe, le genévrier commun, le katafray.
Enfin, une dernière activité moléculaire cortison-like (cortison-mimétique) vient définitivement asseoir cet intérêt majeur en dermocosmétique : l'épinette noire, le pin sylvestre, le sapin baumier, la pruche.

Propriétés antiallergiques et antihistaminiques

Les huiles essentielles douées de ces activités sont celles qui contiennent les molécules de la famille biochimique des sesquiterpènes : chamazulène, élémènes, caryophyllènes, autrement dit : la matricaire ou camomille allemande, la tanaisie annuelle, l'encens, la myrrhe, le katafray. Pour rappel, ces mêmes substances actives possédaient déjà des actions anti-inflammatoires et décongestives.

Propriétés neurotropes

Dans la partie du livre qui traite de l'organe Peau, j'aime souligner avec insistance la relation très intime entre le tissu nerveux et le tissu cutané. Ils se parlent entre eux par une communication silencieuse mais transparente par l'expression de la manifestation cutanée. Un trouble nerveux et hop, la peau réagit au quart de tour. Il suffit d'en faire la lecture commentée pour une traçabilité parfaite de tout changement cutané. Je le dis et je le répète volontiers : l'état nerveux est la clé de voûte de la santé et de l'apparence de la Peau. Le système nerveux est l'ordinateur central, le chef d'orchestre dont l'équilibre conditionnera tous les organes satellitaires. Une « belle » peau ne peut exister qu'au travers des émotions pleines, sereines et harmonieuses.
Nous avons la chance infinie de disposer des meilleures quintessences pour gérer, corriger toutes les dystonies nerveuses. L'huile essentielle est l'esprit de la plante aromatique. Elle en devient le diapason, l'harmonique pour l'esprit de l'homme. Le professionnel a l'embarras du choix et sa sélection sera peut-être celle de son ressenti face à la personne.
En vrac, citons celles qui tonifient un tissu nerveux « à plat » : bois de rose, marjolaine des jardins, ravintsara, saro, mandarine, épinette noire, pruche, bergamote,

pamplemousse. D'autres calmeront un tissu nerveux trop excité : néroli, camomille noble ou romaine, angélique (racine), verveine citronnée, hélichryse italienne, romarin CT verbénone, encens, myrrhe, ylang-ylang, lavande vraie, petit grain bigarade, matricaire.
Le tout grand intérêt de ces quintessences volatiles et odorantes est de permettre une action sur le tissu nerveux par voie olfactive, par voie sublinguale et par voie transcutanée (massages, points réflexes, plexus, chakras, ...).

Propriétés circulatoires

Toutes les manifestations cutanées relevant d'un trouble circulatoire sont efficacement traitées par un nombre appréciable d'huiles essentielles hyperémiantes, toniques veineuses, toniques lymphatiques, décongestionnantes, antihématome, ... Nous utilisons volontiers : le lentisque pistachier, le cyprès de Provence, le genévrier commun, le genévrier de Virginie, l'hélichryse italienne, le patchouli, le vétiver, le cèdre de l'Atlas, le citron, le pamplemousse, le poivre noir, la matricaire, le santal jaune, le katafray.

Propriétés dermatologiques

Le registre des actions des huiles essentielles est très large puisque nous parlons d'action astringente et raffermissante : bois de rose, bois de Hô, menthe des champs, menthe poivrée, sauge sclarée, ciste ladanifère, ahibero, épinette noire ; d'action cicatrisante : lavande aspic, romarin CT verbénone, sauge officinale, ciste ladanifère, géranium rosat CV Égypte ou Chine, hélichryse italienne ; d'action lipolytique : cèdre de l'Atlas, romarin CT camphre, sauge officinale, eucalyptus mentholé, romarin CT verbénone ; d'action antipigmentaire : livèche (racine), céleri cultivé ; d'action drainante : citron (z), pamplemousse (z), carotte cultivée ; d'action exfoliante : romarin CT camphre, sauge officinale, citron (z), pin sylvestre, romarin CT verbénone, gaulthérie couchée ou odorante.

Propriétés digestives

Même si les actions sur le tube digestif ne rentrent pas dans le cadre de la dermocosmétique, le tissu cutané (organe à part entière) est immanquablement le reflet de ce que l'individu mange et boit. En effet, comment imaginer une peau saine et équilibrée si l'individu mange des graisses saturées, boit de l'alcool en excès et fume ! Le tissu cutané est un organe VIVANT qui présente des dystonies en fonction de la qualité de l'aliment ingéré. Pour ces raisons, un traitement de fond ou de terrain est instauré afin de drainer les émonctoires et d'éliminer toutes les impuretés, tous les résidus, organiques ou non, qui sont des sources de l'accélération des processus de vieillissement. Les meilleures huiles essentielles sont la livèche (racine), le céleri cultivé, le lédon du Groenland, la carotte cultivée, le romarin CT verbénone. À l'image de nos ancêtres, la logique impose un « grand nettoyage » de printemps et d'automne par la prise par voie orale de ces huiles essentielles dépuratives et détoxifiantes. La peau vous remerciera infiniment d'avoir largué ces résidus polluants.

Propriétés endocriniennes

Un intérêt supplémentaire de certaines huiles essentielles est l'action hormonale ou endocrinienne sur différentes glandes de l'organisme, tantôt en freinant, tantôt en stimulant leur activité. L'action œstrogen-like ou œstrogen-mimétique est rattachée aux familles biochimiques des sesquiterpénols et des éthers dont les structures moléculaires sont suffisamment proches de la folliculine ou œstrogènes que pour agir au niveau de leurs récepteurs et mimer l'action de ces hormones féminines. Quand on sait l'impact œstrogénique et de manière plus large encore l'influence de la balance hormonale sur la qualité de la peau, nous comprenons que ces quintessences végétales peuvent occuper une place particulière dans le rééquilibrage de tous troubles hormonaux. C'est avant tout par voie sublinguale et olfactive que ces molécules agiront et leur prescription sera faite par un aromathérapeute averti, au moment de la préménopause essentiellement. Les principales huiles essentielles sont : la sauge sclarée, le patchouli, le cyprès, le genévrier de Virginie, le fenouil, l'anis vert, le basilic, l'estragon et le vétiver.

Autres propriétés

D'autres activités anticatarrhales, litholytiques, diurétiques, antispasmodiques, antalgiques, antitumorales sont bien présentes mais ne cadrent pas ou peu avec le domaine de la dermocosmétique.

Propriétés indésirables et toxicité des huiles essentielles

L'aromathérapie scientifique cosmétique est à l'abri (relativement) des risques importants liés à l'emploi des huiles essentielles sur le tissu cutané. Le meilleur conseil en la matière reste la parfaite connaissance de ces actifs aromatiques très concentrés et très efficaces. Je ne saurais trop recommander le suivi d'un enseignement de qualité dans une structure réfèrente en cette matière.

Les allergies

Les huiles essentielles riches en alcools terpéniques et en aldéhydes aromatiques pourraient provoquer des réactions allergiques auprès d'individus dont le terrain allergique est connu. Lavande vraie, lavandin, menthe poivrée, menthe des champs, palmarosa, thym CT bornéol, citronnelle, giroflier, cannelle de Chine, cannelle de Ceylan, bois de rose sont régulièrement incriminées pour les allergies qu'elles provoquent. Si l'allergie est déclarée, il convient d'interrompre le soin et de ne plus utiliser à l'avenir les huiles essentielles contenant le même allergène.

Je tiens à signaler que les risques sont bien moindres avec des substances naturelles de qualité irréprochable qu'avec des produits aromatiques de synthèse ou de piètre qualité. Par le nombre de molécules aromatiques et terpéniques différentes, il est impossible de prédire si la personne réagira ou non à l'huile essentielle utilisée.

La dermocausticité

Les huiles essentielles dont la majorité des molécules sont des phénols ou des aldéhydes aromatiques sont agressives pour la peau et les muqueuses. Leur emploi en dermocosmétique n'est pas strictement interdit mais se limitera à quelques fonctions bien précises et sous une forme diluée où ces quintessences aromatiques ne dépasseront jamais la concentration de 10%. Les huiles végétales, gels, crèmes, se prêteront très bien à leur dilution. Citons : les cannelles, le giroflier, le thym CT thymol, l'origan de Grèce, l'ajowan, la sarriette des montagnes.

D'autres ne sont pas caustiques mais irritantes et leur emploi à l'état pur sur la peau est fortement déconseillé. Nous les diluerons dans les excipients adéquats à des concentrations de maximum 50%. Les réactions cutanées sont très individuelles. Le type de peau, le terrain connu de l'individu sont nos meilleurs guides pour l'emploi de ces actifs aromatiques. Ainsi, le basilic exotique, l'arbre à thé ou tea-tree, le palmarosa, le thym satureoïde, la litsée citronnée, la verveine citronnée, la gaulthérie couchée, le pin maritime et le citron seront largement dilués.
Voilà pour la théorie mais la pratique du soin aromatique n'utilisera jamais de mélange dont la concentration en huiles essentielles serait supérieure à 30% (sauf exceptions rares).

La phototoxicité

Les furocoumarines contenues dans les essences de zeste (exclusivement) de tous les citrus peuvent provoquer une réaction cutanée de photosensibilisation caractérisée par des rougeurs (voire une hyperpigmentation de la peau dans de rares cas) lorsque la personne s'expose longuement au soleil. Les essences de citron, d'orange douce, de pamplemousse, de mandarine, de lime, de bergamote, de citron vert et de hystrix ne seront jamais appliqués sur la peau avant exposition solaire, pas même fortement diluées.
Dans la pratique, le professionnel a intégré ce risque et évitera machinalement ces essences pour les soins du visage dans les pays ensoleillés.

Autres risques

Citons en vrac une certaine toxicité pour les reins, le foie et les nerfs de quelques huiles essentielles administrées par voie orale. Leur emploi par voie cutanée évite ces risques et ces questions ne doivent pas être évaluées dans le cadre de ce livre de dermocosmétique.

Une situation particulière : la grossesse

Cette période de la vie de toute femme exige une attention particulière lors de l'emploi de TOUTES substances qu'elle utilisera, naturelles ou non. Dans le contexte de l'aromathérapie médicale, la voie orale est fortement déconseillée pendant les 3 premiers mois de la grossesse. Par la suite, seul l'aromathérapeute pourra recommander cet usage. Même l'application cutanée demandera des précautions élémentaires afin qu'il n'y ait pas de risque pour le fœtus.

Éviter les huiles essentielles contenant des cétones : cèdre de l'Atlas, sauge officinale, romarin CT camphre, menthe poivrée, eucalyptus mentholé, ... mais aussi celles dont les propriétés sont utérotoniques : giroflier, palmarosa, thym CT géraniol, ...
Évitons aussi les zones corporelles comme la ceinture abdominale. La cosmétique d'entretien quotidien ne sera nullement contre-indiquée car la concentration des huiles essentielles sera inférieure à 1%. La dermocosmétique demande des pourcentages plus élevés et dans cette situation, l'emploi sera possible selon le type et la concentration des huiles essentielles. Il n'y a pas de recommandation générale mais une décision au cas par cas.
Quoiqu'il en soit, le statut de la grossesse modifie les réactions de la peau et nous devons intégrer cette donnée particulière lorsque le soin aromatique est concentré pour une action ciblée. Rassurez-vous car aucun dommage sérieux n'a été répertorié à ce jour par l'emploi réfléchi de ces huiles essentielles.

Les excipients et supports adaptés à la formulation

En dermocosmétique, les huiles essentielles ont l'avantage d'être des ingrédients qui s'intègrent merveilleusement à tous les corps gras, si nécessaires à une qualité optimale de la peau. Toutes les huiles végétales d'expression à froid mais aussi les huiles de macération sont les supports évidents des huiles essentielles dont elles présentent des similitudes physico-chimiques. Les beurres végétaux (cacao, karité, ...) et les cires (carnauba, jojoba, abeille, ...) restent également des matériaux de choix. La puissance d'action des huiles essentielles permet une efficacité remarquable à très faibles doses. Cela nous permet de les mélanger avec des solides comme le talc, les argiles pour des préparations spécifiques. Nous pouvons émulsionner les huiles essentielles dans des phases aqueuses et réaliser autant de gels, crèmes, shampoing que ce que notre imagination aurait créés.

Faut-il seulement rappeler qu'autrefois la beauté de la femme égyptienne, grecque, ou romaine, était magnifiée par des recettes qui ont inspiré la cosmétologie issue de la chimie de synthèse. Aujourd'hui, le constat d'une toxicité évidente des résidus de molécules chimiques provoque un retour forcé et heureux qui exclut les parabènes, les PEG et autres substances de synthèse délétères. Le naturel revient au galop, et éveille la conscience du consommateur qui dit stop à toutes les formes de pollution. Manger sain, boire propre, respirer pur et travailler avec des produits dermocosmétiques intelligents et éthiques. Dans la Nature, rien n'est plus concentré et complexe que les huiles essentielles qui trouvent une place évidente dans cette nouvelle ère de la cosmétique.

Voies d'absorption percutanée et concentrations utiles

Les huiles essentielles chémotypées (H.E.C.T.) sont lipophiles et affectionnent particulièrement le tissu cutané qu'elles pénétreront au niveau des différentes couches pour y exercer l'action voulue.

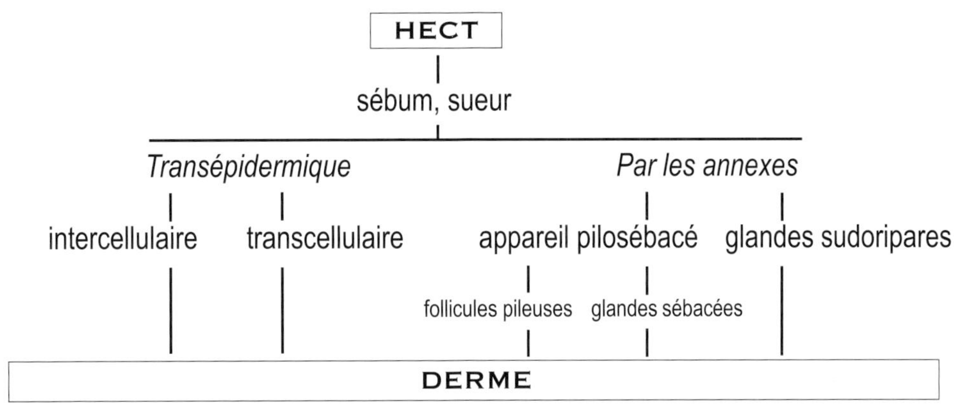

Retenez que le choix des excipients intervient pour favoriser l'action des huiles essentielles. En effet, plus l'excipient sera gras et épais et plus l'huile essentielle restera en surface (couche cornée) pour y exercer des propriétés antifongiques ou antiparasitaires.

C'est le cas des beurres végétaux : beurre de karité, beurre de cacao, ... mais aussi d'huiles végétales très grasses : huile d'avocat, huile d'olive. Au fur et à mesure que l'excipient gras devient plus fluide, l'huile essentielle se diffusera davantage dans les structures de la peau.
Nous devons considérer les excipients comme de véritables moyens de transport. Certains seront lents, d'autres rapides et leur choix s'établit selon le niveau d'action où le cosméticien souhaite agir. Si le choix de l'excipient est important, la concentration en huiles essentielles de toute synergie dermocosmétique est capitale pour répondre efficacement aux attentes des consommateurs.

Une action dermocosmétique qui vise simplement un entretien adéquat du tissu cutané ou une prévention face aux processus physiologiques de vieillissement ne demande pas plus de 1% d'actifs aromatiques dans le soin.

Un état inflammatoire ou circulatoire ou lésionnel de la peau demande une activité plus importante car il faut corriger le trouble pour que le tissu retrouve un état normal. Dans cette situation, la richesse du soin en huiles essentielles passera à 3%.

Un tissu cutané stressé sera la cible des radicaux libres responsables du processus d'oxydation qui provoquent une lente mais progressive dégénérescence du tissu cutané. Une saine prévention par la relaxation proposera une huile de massage dont la teneur en huiles essentielles sera approximativement de 5%.

Un symptôme cutané disgracieux localisé peut nécessiter des concentrations plus élevées encore : 7 à 10%, et lorsqu'il faut mobiliser toute l'efficacité des huiles essentielles, au travers d'un soin très localisé, le formulateur envisage l'élaboration d'un sérum ou un élixir aromatique avec 25 à 30% d'actifs aromatiques. Nous comprenons que la teneur en huiles essentielles dépend finalement du type de troubles cutanés et de sa sévérité tandis que le choix de l'excipient adéquat est fonction du niveau d'action au sein des structures du tissu cutané. Intégrant tous ces paramètres d'action, il est dés lors aisé de concevoir une réelle et rapide efficacité de tout soin guidé par ces données scientifiques de formulation.

Par voie de conséquence, il n'y a donc pas d'obligation d'aller chercher des outils technologiques de synthèse pour obtenir l'action dermocosmétique espérée.
Aujourd'hui, le formulateur entend bien l'attente du consommateur qui exige un soin de qualité où les substances chimiques de synthèse, également toxiques n'ont plus leur place. Si la chimie de synthèse a permis des progrès remarquables et incontestables, l'excès dans lequel notre société est tombée a aussi endommagé notre planète bleue par une pollution multi-étages.
Que ce soit l'air que nous respirons (fonction la plus vitale pour l'organisme vivant), l'aliment que nous ingérons, l'eau que nous buvons (65 à 70% de tout organisme vivant est constitué d'eau), mais aussi les produits (dont les cosmétiques) en contact avec notre peau, tous se trouvent pollués par des substances de synthèse ou leurs résidus dont la toxicité a été maintes fois démontrée.
Parmi ceux-ci, les conservateurs de synthèse : parabènes, phénoxyéthanols, ammonium quaternaire, ... ne peuvent plus trouver une place justifiée dans une dermocosmétique de qualité. Il ne suffit pas d'avoir des actifs propres, naturels et biologiques dans un produit de soin, mais bien l'intégralité des ingrédients qui répondent à ce cahier des charges.
Tous sont concernés : les huiles essentielles, leurs supports ou excipients mais également les agents de conservation. À ce titre, l'extrait de pépins de pamplemousse déjà très controversé n'a pas montré d'action de conservation pour les produits cosmétiques naturels. La problématique est loin d'être simple mais la cosmétique naturelle a fait une évolution remarquable dans cette dernière décennie et n'a vraiment plus rien à envier aux grandes et luxueuses marques de cosmétiques.

Un peu de théorie *sur l'organe Peau*

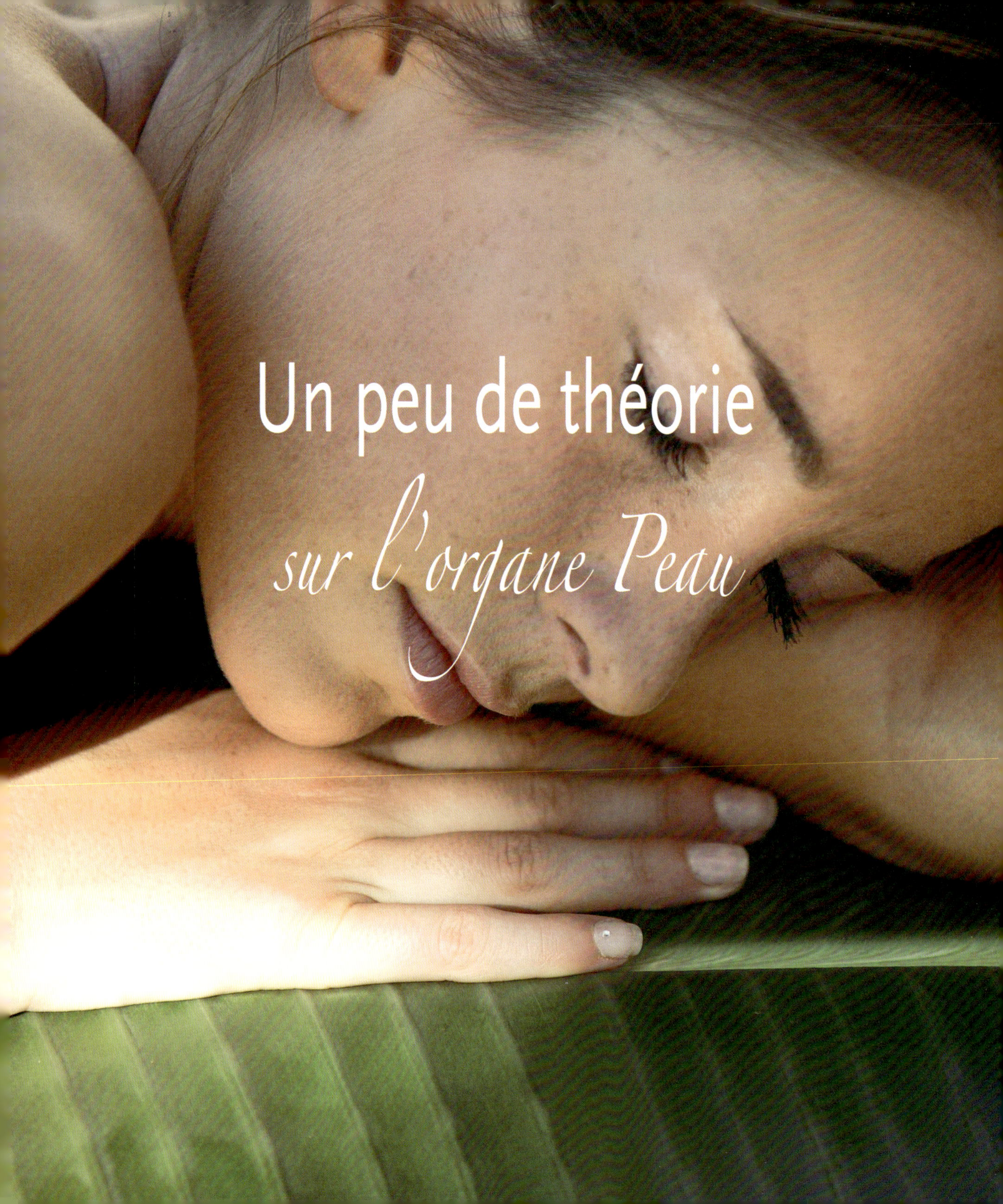

La peau ... lieu de mémoire

Chaud, froid, douleur, douceur, la peau ressent tout, absorbe tout, capte tout. Qu'elle rougisse devant un compliment ou vibre sous la caresse, notre peau exprime clairement tout ce que nous pourrions exprimer par les seuls mots pour délivrer sur le champ le message à notre cerveau. Un langage très complexe qu'il convient de décrypter pour guérir le corps et l'âme de l'individu.

Avec ses cinq millions de cellules sensorielles, la peau qui nous sépare du monde extérieur constitue un immense récepteur de sensations. La peau en devient l'organe le plus important chez l'homme car chaque sensation correspond à un message humain fondamental dans la relation à l'autre. Et, si le premier de ces messages est l'amour, c'est parce que l'amour naît du contact. Les nourrissons ne le savent que trop bien. Voilà pourquoi il convient de masser nos bébés. De plus, les expériences ont montré que le massage réduisait la durée de l'hospitalisation des prématurés, améliorait leur coordination motrice ainsi que leur attention aux choses. L'effet apaisant du massage facilite encore leur endormissement. Le toucher devient alors une forme de partage mais d'appropriation aussi, un moyen de rentrer en connaissance et en reconnaissance de l'autre.

Tout au long de la vie, la peau continuera de refléter les hauts et les bas de notre vie intérieure : le visage rougira sous l'effet de la colère ou de la honte, pâlira sous celui de la peur, rayonnera sous celui du bonheur et ternira sous celui de la déprime. Aujourd'hui, il est évident de présenter le psoriasis, l'eczéma, l'herpès, l'acné comme étant favorisés par le stress négatif et les contrariétés affectives.
Un individu qui a beaucoup de choses à dire sans pouvoir le dire, demandera, consciemment ou non, à sa peau de parler pour lui. Le tissu cutané possède son propre langage pour évoquer tous les non-dits de notre vie. Peau à cerveau, cerveau à peau, ils ne cessent de faire circuler les informations entre eux et un stress, une émotion traduit cette donnée en un langage biochimique, via les neuromédiateurs qui agissent sur la peau pour déclencher ou guérir une maladie. Ces neuromédiateurs peuvent exercer des influences très diverses sur l'épaisseur des tissus, sur la

fabrication du collagène et du sébum, sur la pigmentation cutanée ou sur la réponse immunitaire. Raison pour laquelle une crème de soin ne peut plus se contenter d'agir en surface mais en allant au-delà de la peau remonter à la source même du problème. Et lorsque la peau s'améliore, c'est toute l'image de soi qui s'en trouve réhabilitée. Image de notre identité unique, profonde et superficielle, reflet de notre existence émotionnelle, la peau apparaît de plus en plus comme un lieu de mémoire, où notre vie laisse, au fil du temps, une empreinte indélébile.

Sa structure et sa fonction

Chez l'adulte, la surface de la peau se situe entre 1,6 m² et 2,2 m² pour un poids compris entre 4 et 5,5 kgs. Une de ses principales fonctions est la protection de l'organisme vis-à-vis des agents nocifs chimiques, mécaniques ou biologiques mais encore vis-à-vis des radiations solaires (U.V.), du froid et de la chaleur. La peau freine, empêche ou plus exactement régularise les pertes hydriques du corps. Éviter la déshydratation d'un organisme vivant constitué à 70% d'eau est sa priorité. Elle contribue au maintien d'une température constante et remplit de nombreuses fonctions immunologiques et sensorielles capitales pour la vie de l'individu. C'est ce que l'on appelle « l'effet barrière ».

La peau est également un important organe d'élimination et de dépôt. Elle est un émonctoire aussi actif que d'autres organes de traitement des déchets : poumons, reins, foie et intestins. Sa fonction rudimentaire de transport n'a d'intérêt que pour des principes actifs puissants car, par définition, cette barrière cutanée protectrice n'est pas un organe d'absorption.

Les huiles essentielles chémotypées sont des extraits aromatiques complexes et très concentrés au point d'affirmer qu'ils sont tout ce que la Nature a pu nous donner de plus puissant. Ces essences aromatiques solaires très actives sont particulièrement bien absorbées par la peau puis redistribuées dans tout l'organisme par la circulation sanguine et lymphatique. L'interface cutanée reste un privilège, une priorité dès le moment où des huiles essentielles doivent agir sur un individu.

Rappelez-vous l'extraordinaire affinité des huiles essentielles pour le tissu cutané … sur la peau, au travers de la peau … au-delà de la peau.
Le métabolisme de la peau est extrêmement actif et se rapproche de celui d'autres organes. Des oxydo-réductions, des hydrolyses, des estérifications et des conjugaisons s'y succèdent en permanence. Cette activité métabolique fournit l'énergie nécessaire et assure la régénération mais aussi la réparation des lésions de la peau, de même que la production de sueur (glandes sudoripares) et de sébum (glandes sébacées).
Dans l'épiderme, la consommation d'oxygène est particulièrement élevée. L'épiderme présente une grande autonomie quant à la formation de ses composants et dispose d'une gamme étendue d'enzymes variées très actives qui jouent un rôle important, voire capital, dans la biotransformation. Nous pouvons dés lors définir la peau comme une véritable barrière métabolique, une usine où l'activité incessante conditionne des processus vitaux dont nous n'avons même pas conscience.

La structure anatomique de cet organe vivant, la peau, varie fortement selon la zone, l'âge, mais aussi la maladie, principalement en ce qui concerne l'épaisseur des différentes couches et leurs propriétés physiologiques. Ces remarques valent également pour les muqueuses adjacentes et les annexes, à savoir l'appareil pilosébacé et les glandes sudoripares. Le collagène est le principal composant de la matrice extracellulaire et constitue 70% de la peau sèche. Il est composé de 3 chaînes polypeptidiques d'un poids moléculaire de 95.000 moles chacune. Ainsi, la surface cutanée montre l'image mouvementée d'un paysage de collines tel que l'offrent remarquablement bien les photos prises par un microscope électronique à balayage.

L'épiderme vivant

L'épiderme vivant est un épithélium stratifié sans réseau circulatoire où l'on constate plusieurs couches dont les inférieures contiennent par endroits et entre autres, de la mélanine (pigment brun secrété par les mélanocytes, responsable du brunissement)
L'épaisseur de l'épiderme varie de 40 µm (paupières) à 1,6 mm (plante des pieds).
Les kératinocytes représentent les éléments dominants de l'épiderme.

Ils se différencient et se kératinisent au cours d'une évolution de 28 jours environ. Le psoriasis, caractérisé par une hyperkératinisation, montre un processus accéléré en 3 à 4 jours seulement contre 28 jours en temps normal.
La couche cornée est située à l'extérieur et constitue à la fois une barrière et un site de dépôt, d'où sa grande importance pour l'absorption de principes actifs puissants comme les huiles essentielles. Ses cellules sont continuellement formées dans la couche basale ou germinative. Ce qui nous fait dire qu'aucun autre organe lors de sa vie ne possède une telle activité de développement et de transformation. En migrant d'une couche à l'autre, la maturation des kératinocytes (kératinisation) évolue et est fortement liée au métabolisme des lipides (corps gras, véritables aliments du tissu cutané). Ensuite, ces cellules perdent leur noyau et leurs lipides. Elles s'aplatissent et durcissent, devenant alors des cornéocytes, pauvres en lipides mais riches en kératine. Leur membrane est hydrophile et formée d'un complexe protéino-lipido-glucidique. Elle développe une résistance importante vis-à-vis de solvants et autres agents agressifs. Les espaces intercellulaires participent étroitement à la structure et aux fonctions de la couche cornée. Ils sont remplis d'une matière riche en lipides, composée d'acides gras, de cholestérol, de céramides, de glycosylcéramides, d'eau. En même temps que les cornéocytes cités plus haut, cette matière participe activement au contrôle de l'hydratation de la peau et au transport transcutané.

La couche inférieure de la couche cornée, appelée *stratum compactum*, est particulièrement dense, très peu perméable et constitue la réelle et véritable zone barrière de la peau.

La couche superficielle de la couche cornée, appelée *stratum disjunctum* est beaucoup plus lâche. C'est à ce niveau que se fait la desquamation physiologique normale des cellules cornées à raison d'environ 1 gramme par jour chez l'adulte.
La couche cornée se compose essentiellement de lipides riches en squalènes et en cholestérol (8 à 18%) provenant principalement du sébum, des scléro-protéines (plus de 50%) et d'autres substances hydrosolubles (25 à 40%) parmi lesquelles nous

retrouvons des monosaccharides, des acides aminées et de l'urée qui proviennent de l'épiderme et des glandes sudoripares et enfin de l'eau (7 à 20%) laquelle diffuse aussi bien entre qu'à travers les cellules. Tout cela représente le facteur naturel d'hydratation, appelé FNH. La couche cornée est aussi capable d'absorber jusqu'à 12 fois son poids d'eau avant effondrement mécanique.
La couche cornée constitue un réservoir à l'égard de principes actifs médicamenteux mais encore pour les huiles essentielles utilisant ce canal de pénétration.

La dermocosmétique et la dermothérapie aromatique mettent consciemment ou non ces dépôts à profit et dans cette situation, les huiles essentielles acquièrent les caractéristiques d'une forme retard (libération progressive des actifs permettant de bénéficier d'une action prolongée dans la durée). Les huiles essentielles prennent donc le temps pour pénétrer et diffuser petit à petit au travers du tissu cutané pour y exercer une action durable et prolongée.
À noter que la vidange des dépôts peut être accélérée par l'occlusion induite par un pansement ou par un excipient. Les lipides de l'épiderme et des glandes cutanées ainsi que les substances hydrosolubles se retrouvent à la surface de la peau sous une forme plus ou moins émulsifiée. Le film hydrolipidique ainsi constitué est légèrement acide et son pH physiologique est de 5,7. Ce film constitue un pouvoir tampon et se trouve en équilibre écologique avec la flore microbienne et saprophyte vivant à la surface de la peau.

Le derme et l'hypoderme

La cohésion entre l'épiderme et le derme est garantie par les papilles dont l'augmentation de la surface de contact assure également une alimentation optimale. Cette connexion peut parfois se défaire sous l'action d'une lésion lorsque l'espace intermédiaire se remplit de liquide séreux ou de sang. C'est le cas bien connu de formation de bulles ou ampoules. Les éléments constitutifs du derme sont d'une part les films élastiques de collagène et de réticuline et, d'autre part, les histiocytes, les fibrinocytes et les mastocytes. Ces derniers interviennent largement dans le déclenchement des réactions allergiques.

Ainsi, les états inflammatoires de la peau se manifestent au niveau périvasculaire et en premier lieu dans la zone de jonction dermo-épidermique. Nous y trouvons également des fibres nerveuses, des capillaires sanguins, des vaisseaux lymphatiques, des glandes sudoripares, de même qu'une partie de l'appareil pilo-sébacé.
L'hypoderme ou tissu sous-cutané n'a pas de limite précise avec le derme. Il est constitué de tissu conjonctif lâche enserrant les amas d'adipocytes. L'hypoderme est à l'origine du tonus cutané et forme une couverture d'isolation thermique et de protection mécanique. C'est dans cette couche hypodermique que sont localisés les récepteurs sensoriels de pression, les vaisseaux sanguins et lymphatiques plus importants, les muscles et les follicules pileux.
Ici encore le sexe, l'âge, l'hérédité, les facteurs nutritifs et hormonaux, et la maladie influencent considérablement l'hypoderme et ses annexes.

Les voies de transport à travers la peau

La peau constitue une barrière qui se montre imperméable à de nombreuses substances. Quelques unes, dont les huiles essentielles, parviennent à la traverser sans trop de difficulté. Ces différences spécifiques d'une substance à l'autre soulèvent la question des processus et mécanismes de transport de molécules actives appliquées par voie cutanée. Lors de l'application d'une substance sur la peau, celle-ci entre tout d'abord en contact avec la sueur, le sébum et les bactéries de la surface cutanée, c'est-à-dire avec le film hydro-lipidique superficiel. Après avoir traversé cette couche qui ne représente pas un obstacle pour la plupart des substances, plusieurs voies de pénétration s'offrent aux principes actifs.
Les voies trans-épidermiques comprennent d'une part le passage trans-cellulaire qui traverse les cellules chargées de kératine de la couche cornée et dépend des propriétés physico-chimiques du principe actif ; d'autre part, la pénétration inter-cellulaire le long de la matrice inter-cellulaire riche en lipides, c'est-à-dire dans les espaces situés entre les cornéocytes. La structure de ces espaces inter-cellulaires se présente comme des lamelles lipidiques alternant avec des zones aqueuses.

Un autre mode de transport utilise la voie des annexes, à savoir les follicules pileux et les glandes sébacées, ou encore les glandes sudoripares. Les substances non électrolytes de faible poids moléculaire, comme les huiles essentielles, sont en mesure de pénétrer dans la couche cornée et de la traverser par voie trans-cellulaire. Il est évident que cette voie exige certaines propriétés physico-chimiques des molécules, en particulier une solubilité suffisante dans les lipides et dans l'eau, ainsi qu'une petite taille.
Le passage par les espaces intercellulaires est une voie plus favorable pour les substances d'un poids moléculaire supérieur, autrement dit de taille plus grande, comme les huiles végétales. Ce type de passage a l'avantage d'être un milieu plus homogène qui ne comprend pas l'alternance de substances hydrophiles et lipophiles.
La voie des annexes est la voie de pénétration des substances ionisées et des principes actifs de grosse dimension. Sa capacité de transport reste cependant très limitée car les annexes ne représentent que 0,1 à 0,4 % de la surface cutanée.
Partant de là, on peut conclure que le transport s'effectue en règle générale par voie trans-épidermique.

La peau ... son sens : le toucher

Dès l'instant où l'on sait que le tissu cutané se développe en même temps que le système nerveux lors du développement fœtal, il est une évidence de considérer la peau autrement que comme un sac dans lequel se trouve un organisme vivant. Notre peau peut traduire notre état de santé organique mais plus encore, être considérée comme le reflet le plus fidèle de nos émotions, de nos petits et grands tourments. La peau par le toucher, son sens, permet d'accéder au monde intérieur de l'individu, toucher du doigt son intimité, son vécu, son histoire personnelle. Nous devons parler de la peau comme si elle figurait un cerveau étalé de nos émotions dont il suffirait d'en faire la lecture pour comprendre et accompagner toute personne en souffrance morale. Raison de plus pour prendre le plus grand soin de notre peau.

Rappelons que la peau est l'organe le plus lourd, le plus étendu, le plus sensible et le plus doux aussi. Sur un millimètre carré, la peau compte 3 vaisseaux sanguins, 12 nerfs et une dizaine de glandes sudorales et pas moins de 1 million de microbes. Longtemps ignorée, déconsidérée, parfois maltraitée, elle finissait en mauvais état : flétrie, usée, ridée. Parfois aussi méprisée. Les expressions telles que « vieille peau », « peau de balle », « peau de vache » en témoignent à suffisance. Elle était considérée tout juste bonne à entourer, au mieux à protéger, ce qui faisait la noblesse de la condition humaine : le souffle, siège de l'énergie vitale et le cœur, centre des émotions. En quelque sorte, le primat de l'âme sur le corps.

La peau constitue encore un formidable lieu d'échanges avec le monde qui nous entoure. Elle secrète à peu près tous les signaux que le corps humain est capable d'engendrer : matériau électrique ou chimique selon les stimulations, elle fabrique des hormones, des enzymes, des agents antibactériens, des substances immunitaires. Mieux que cela, la peau peut produire des neurotransmetteurs, capacité que l'on croyait réservée au cerveau. Faut-il s'en étonner ? Non, si l'on se rappelle que l'embryon produit trois types de tissus : l'endoblaste, qui deviendra l'appareil digestif et respiratoire ; le mésoblaste, qui se transformera en muscles et en cellules sanguines ; et, enfin, l'ectoblaste qui, au bout de deux semaines seulement, se différenciera entre peau et système nerveux !

Le chercheur et dermatologue Laurent Misery parle de Peau neuronale et voit dans la peau et le système nerveux, « des frères embryologiques et nostalgiques. Les mots sont parfois différents, mais la syntaxe est la même ». Un langage extraordinairement complexe, pas seulement neuronal, est émis à partir des informations reçues par les 200 capteurs que contient chaque centimètre carré de peau. Un exemple parmi tant d'autres de cette richesse d'expression est la barrière immunitaire. En cas d'agression, de nombreuses cellules s'activent : kératinocytes, mastocytes, macrophages et, fascinantes entre toutes, les cellules de Langherans. Ces cellules se prolongent en de petits bras, capables de s'étirer jusqu'à la surface de la peau. En présence d'un agent étranger, elles récupèrent une partie de sa structure chimique (l'antigène), l'intègrent, puis migrent dans les vaisseaux lymphatiques, pour arriver jusqu'au ganglion le plus proche. Là, elles présentent l'antigène aux lymphocytes, cellules du système immunitaire qui vont, à leur tour, passer dans le sang et attaquer l'intrus à l'endroit précis où il a été repéré !

Plus subtil, chaque fonction cutanée possède sa propre sécrétion. En France, le centre de recherche et d'investigations épidermiques et sensorielles étudie la chronobiologie de la peau. Sur une durée continue de 48 heures, les différents paramètres cutanés (couleur, pH, conductance, ...) connaissent chacun des cycles spécifiques circadiens. Ainsi, la production de sébum qui provoque points noirs et kystes à l'adolescence est maximale entre 11 et 13 heures. À l'inverse, le pic de la fonction barrière de la peau se situe en pleine nuit. Conclusion : mieux vaut appliquer un soin hydratant dès le lever, et un produit matifiant à midi. Ainsi émerge peu à peu une nouvelle notion : la dermoscience.

Après l'ère des crèmes purifiantes, des crèmes protectrices, vient une nouvelle génération de cosmétologie : celle qui répare. À l'avenir, nous parlerons de cosmétique dynamique ou de dermocosmétique intelligente. C'est justement dans ce domaine qu'il faut concentrer ses efforts. Car si la peau est faite pour durer 160 ans (Pr Dubertret), elle vieillit inéluctablement. Progressivement, elle perd de son élasticité, des rides se forment, puis se creusent, des taches brunes apparaissent. La sensibilité cutanée s'émousse.
En effet, le seuil d'acuité tactile a été comparé dans deux classes d'âge : 24 ans en moyenne dans un groupe et 66 ans dans l'autre. Celui-ci varie dans l'espace mais aussi dans le temps. Le seuil de sensibilité est de 7 mm en moyenne chez les jeunes, et de 10 mm chez les personnes âgées, soit prés de 50% d'écart ! Trois explications sont avancées pour expliquer une telle différence : un affaiblissement du système nerveux, une densité moindre des capteurs cutanés et les propriétés spécifiques de la peau, comme milieu intermédiaire.
Mieux hydratée, celle-ci serait plus sensible – jusqu'à 30% de perception supplémentaire. Reste que, lorsque l'on est « mal dans sa peau », elle devient, surtout

si les mots font défaut, un langage en soi en ce sens qu'elle « dit » et pas seulement qu'elle signifie quelque chose. Alors, les traitements classiques ne suffisent pas. Des hommes, des femmes et des enfants fragiles à la vie chaotique, marqués par des ruptures, des deuils mal assumés, un environnement familial défaillant vont crier leur souffrance par quelques manifestations cutanées. La liste est longue : pelade, psoriasis, alopécie, eczéma, prurit, acné sévère. Rien ne pourra les soulager au niveau cutané si, en même temps, un travail d'accompagnement et une recherche personnelle ne sont pas menés de front.

La peau est l'image de soi qui est en jeu, celle que l'on offre au regard des autres. Car les problèmes du tissu cutané sont à la croisée de 3 éléments distincts : un terrain plus ou moins favorable, une pathologie particulière, une expression, à un moment précis dans un contexte donné, d'une forme de mal être. Une difficulté supplémentaire consiste au fait que cette affection peut avoir plusieurs sens. En d'autres termes, c'est l'arbre qui cache la forêt.

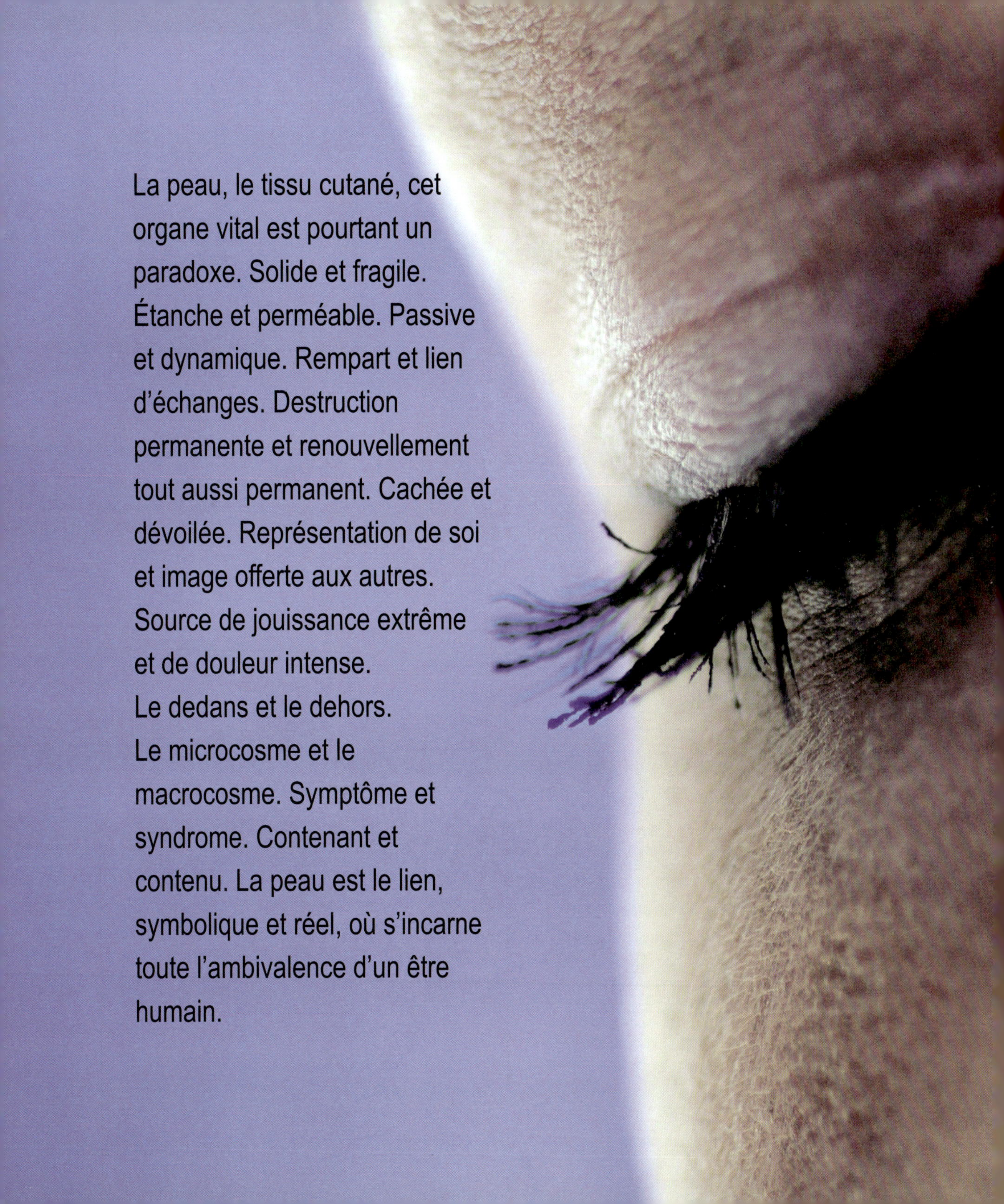

La peau, le tissu cutané, cet organe vital est pourtant un paradoxe. Solide et fragile. Étanche et perméable. Passive et dynamique. Rempart et lien d'échanges. Destruction permanente et renouvellement tout aussi permanent. Cachée et dévoilée. Représentation de soi et image offerte aux autres. Source de jouissance extrême et de douleur intense. Le dedans et le dehors. Le microcosme et le macrocosme. Symptôme et syndrome. Contenant et contenu. La peau est le lien, symbolique et réel, où s'incarne toute l'ambivalence d'un être humain.

Le mariage parfait

huiles végétales et essentielles

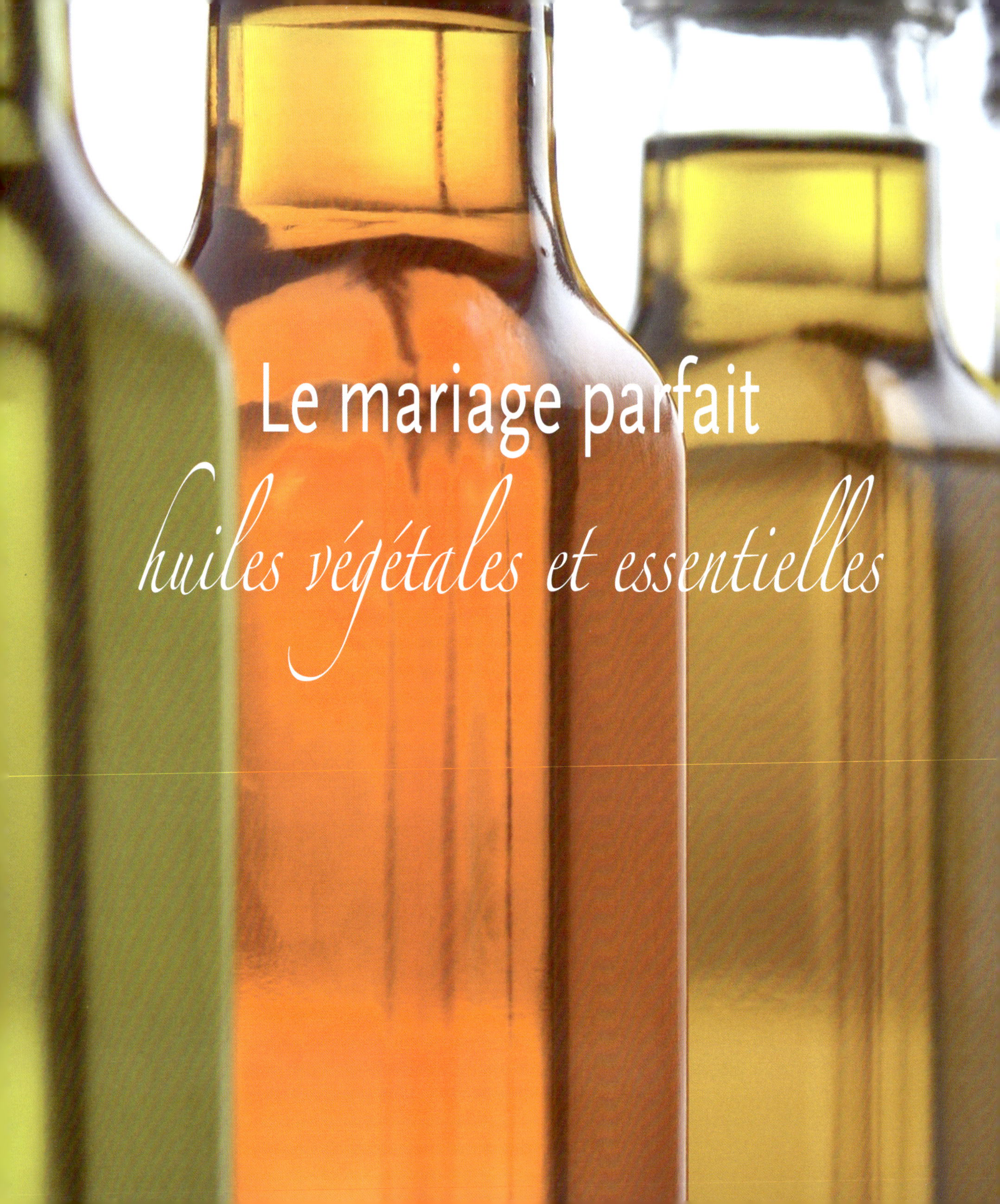

Huiles végétales et santé

Aujourd'hui, le corps médical reconnaît unanimement les bénéfices importants issus d'une supplémentation de l'alimentation par des huiles végétales riches en acides gras essentiels polyinsaturés (AGE). Les AGE sont des précurseurs de voies métaboliques assez complexes menant à la synthèse de types particuliers de molécules « signaux » appelées les prostaglandines (ou PG). Certaines prostaglandines exercent des fonctions biologiques très diverses (seconds messagers d'hormones, métabolisme des os, des muscles et des vaisseaux sanguins) mais d'autres, comme la PGE2, sont nocives car elles sont responsables de l'induction de processus inflammatoires (rhumatismes, arthrite, goutte) et immunosuppresseurs (maladies auto-immunes, ...). Grâce à une bonne combinaison entre les AGE des groupes oméga 3, oméga 6, oméga 7 et oméga 9 et l'adoption d'un bon régime alimentaire procurant une source de zinc, magnésium et vitamine B6, il est possible de stimuler la production de bonnes PG tout en inhibant la synthèse de la PGE2. Parmi les deux principaux groupes d'acides gras essentiels, on a ainsi cliniquement démontré que les AGE oméga 3 sont très utiles pour :

- la prévention des maladies cardio-vasculaires (par une diminution du risque d'hypertension),
- la diminution de la concentration des graisses sanguines,
- les patients souffrant de diabète,
- la stimulation de l'activité cérébrale (le cerveau est l'organe qui est le plus riche en AGE oméga 3).

Les AGE du groupe oméga 6 quant à eux sont surtout impliqués dans la réduction du taux sanguin de mauvais cholestérol. Enfin, la combinaison des deux types d'AGE joue un rôle très important dans la gestion des phénomènes inflammatoires et contribuent à stimuler le système immunitaire.

Les huiles végétales sont en outre très riches en vitamines et notamment en vitamines A, D, E et K, toutes très importantes dans de nombreux métabolismes et fonctions organiques (action antioxydante de la vitamine E, synthèse des os et cartilages, vision, ...). Enfin, portons une attention particulière à l'huile végétale de noix de

Calophylle (*Calophyllum inophyllum*) réputée pour son action fortifiante, protectrice et tonifiante circulatoire et lymphatique. Appliquée en combinaison avec des huiles essentielles et d'autres huiles végétales, elle procurera bien-être et réconfort en cas de jambes lourdes ou de varices causées par une mauvaise circulation sanguine.
Principales huiles végétales conseillées pour les soins de santé : argan, bourrache, noisette, rose musquée, calophylle, onagre, germe de blé, colza, nigelle.

Huiles végétales et nutrition

La gamme des huiles végétales est constituée d'extraits de première qualité (huiles vierges), de première pression, huiles de qualité biologique qui sont riches en acides gras polyinsaturés, dont certains doivent impérativement être fournis par l'alimentation. C'est pour cette raison qu'ils sont appelés « Acides Gras Essentiels », ou AGE. À l'instar des lipides saturés (aussi appelés « mauvaises graisses », principalement d'origine animale), les AGE ont une fonction de réserve énergétique et de stockage. Cependant, ils possèdent bien d'autres propriétés spécifiques requises pour le bon fonctionnement de l'organisme (structure et métabolisme des membranes de toutes nos cellules, stimulation de l'immunité, action anti-inflammatoire, ...). L'organisme sain assure en général une régulation fine du métabolisme des AGE. Malheureusement, notre alimentation et notre mode de vie occidental privilégient beaucoup trop les AGE oméga 6 au détriment des oméga 3. De telles carences et/ou déséquilibres peuvent être à l'origine de nombreuses complications métaboliques et de maladies parfois chroniques et sévères.
Où trouver les AGE du groupe oméga 3 ? Les huiles végétales que nous privilégions dans notre alimentation traditionnelle (arachide, tournesol, olive) sont très pauvres en oméga 3, contrairement aux huiles de poissons mais aussi aux huiles végétales telles que celles de rose musquée du Chili, de colza, de chanvre, de lin ou de noix. Ainsi, l'huile d'olive ne contient que 7,7% d'AGE, dont seulement 0,7% du groupe oméga 3, l'huile végétale de rose musquée quant à elle renferme près de 80% d'AGE, avec un rapport oméga 6/oméga 3 de 1/1.

Présents dans notre alimentation mais en quantité nettement insuffisante, il est donc très important d'opter pour l'ingestion d'huiles végétales de première qualité, riches en AGE du groupe oméga 3 et d'équilibrer ainsi nos apports en acides gras polyinsaturés afin de prévenir activement de nombreuses pathologies.
D'un point de vue nutritionnel, les huiles végétales sont également de très bonnes pourvoyeuses de vitamines (A, D, E et K). Ce sont des vitamines liposolubles aux fonctions métaboliques, très importantes : la vitamine E est un superbe antioxydant et anti-radiculaire, la vitamine A protège les tissus de la dégénérescence et favorise la vision, alors que la vitamine D contrôle l'absorption et la fixation du calcium sur les os et les dents. Tout le monde le sait, une bonne alimentation est avant tout équilibrée. Profitez donc des trésors contenus dans les huiles végétales afin de pourvoir à tous vos besoins en bons lipides et en vitamines. N'hésitez pas à les mélanger, à comparer leurs parfums et leurs saveurs en agrément de vos salades. Vous serez étonnés de la manière avec laquelle elles se marient et relèvent vos plats, pour votre bien-être et votre santé !
Principales huiles végétales conseillées pour l'alimentation : rose musquée, noisette, colza, bourrache, argan, onagre, germe de blé, noix.

Le langage de l'étiquette

Vierge, brute, crue, naturelle, extra vierge, 1ère pression, etc. Que désignent de telles appellations ? Laquelle garantit une huile végétale de qualité ?

La pression à chaud des huiles végétales

Dans une seule optique mercantile et de rendement, les huiles végétales peuvent être pressées à chaud mécaniquement à des températures de 80° à 120°C. À ces fins, les matières végétales de base subissent une série de traitements chimiques très invasifs (raffinage, dégommage, désodorisation, décoloration, ...) qui privent les produits finis d'une part importante de leurs vitamines, acides gras essentiels et antioxydants. Les extraits obtenus sont très standardisés, possèdent une bonne conservation mais ont perdu toutes leurs qualités nutritionnelles et leurs propriétés cosmétiques. Malgré cette dénaturation complète, certains se donnent encore le droit d'appeler de tels produits « huile non raffinée », « huile brute », « huile crue », « huile naturelle ».

La pression à froid

La pression à froid est un mode d'extraction exclusivement mécanique qui s'effectue à basse température préservant ainsi la pleine teneur en acides gras essentiels, vitamine E, antioxydants naturels et ne nécessitant par ce fait, aucun additif.
La première extraction appelée « première pression » donne un pur et véritable « jus de fruits » oléagineux.

Le qualificatif « vierge » ne peut être attribué à une huile végétale que si elle répond à plusieurs critères précis fixés par la réglementation :

- première pression à froid,
- clarification par des moyens physiques ou mécaniques,
- aucun traitement de raffinage physique ou chimique.

L'huile « vierge » peut révéler un taux d'acidité allant jusqu'à 3%, à la différence de l'huile « extra vierge » qui contient moins de 1% d'acidité.
Le qualificatif « extra vierge » est une dénomination qui concerne uniquement l'huile d'olive.
Quant au label « certifiée biologique » ou « 100% biologique », les huiles végétales qui le méritent doivent provenir de productions agricoles exemptes de produits chimiques de synthèse et dont les cultures se situent dans des zones abritées des contaminations extérieures. Obtenues uniquement par expression mécanique à froid, les huiles végétales certifiées biologiques sont pourvues d'un étiquetage qui permet la traçabilité du produit depuis le champ jusqu'à la table. La certification biologique dépend d'organismes de contrôle agréés qui vérifient le respect des règlements en vigueur.

Huile végétale d'Amande douce

Cultivée depuis des millénaires, l'amande douce est présente sur le pourtour du bassin méditerranéen. Seule l'amande douce est comestible alors que l'amande amère est hautement toxique. Vierge et pressée à froid, l'amande douce donne une huile peu colorée, fluide et d'un goût très doux. Aux vertus adoucissantes et apaisantes, l'huile vierge d'amande douce est idéale en massage sur les peaux sensibles : seins, mains fragiles, peaux délicates ou à problèmes, fesses des bébés. Elle offre une aide précieuse lors du soin actif de gerçures, crevasses, irritations, démangeaisons. Elle peut être utilisée comme démaquillant tout à fait naturel. L'huile d'amande douce remplace avantageusement une bonne crème de nuit. Très pénétrante, elle donne de l'éclat aux peaux ternes, fatiguées ou dévitalisées. En massage doux localisé 2 fois par jour avec ou sans huiles essentielles pour en potentialiser les effets.

Huile végétale d'Argan

Utilisée depuis des siècles par le peuple marocain, tant pour ses qualités culinaires que pour ses propriétés thérapeutiques et cosmétiques, l'huile d'argan provient d'un arbre (arganier) qui pousse exclusivement dans la région d'Essaouira. Le fruit de l'arganier cache sous sa pulpe une noix à la coque très dure qui contient jusqu'à 3 amandons. Son succès tient à sa texture très fine et au léger goût de noisette. Cette merveilleuse huile de qualité 100% biologique, est une véritable perle de la cosmétique, l'huile d'argan torréfiée régénère la peau en restaurant son film hydrolipidique protecteur. Elle fournit les éléments structurels des cellules de l'épiderme qu'elle nourrit, lui procurant ainsi tonus et éclat à l'instar des meilleurs soins anti-âge.

Toutes ces vertus font de l'huile d'argan une référence connue depuis des siècles pour son action positive sur les régénérations des peaux sensibilisées par diverses affections ou traumatismes, gerçures, séquelles de brûlures, varicelle et vergetures. L'argan est aussi une base incontournable du soin capillaire : utilisée de manière régulière, elle apporte éclat, brillance et souplesse à la chevelure tout en nourrissant l'épiderme du cuir chevelu. L'argan nourrit et fortifie les ongles mous et cassants.

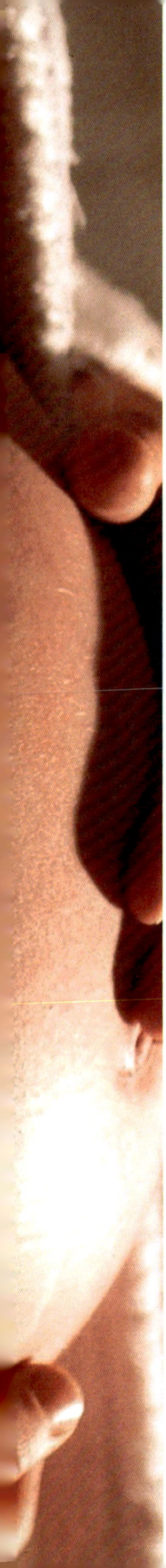

Les femmes enceintes

Les scientifiques reconnaissent actuellement la nécessité d'un apport d'acides gras essentiels de qualité pour le bon développement, surtout cérébral, du fœtus mais aussi pour permettre à la mère de vivre plus sereinement les changements physiologiques associés à la grossesse et aussi après la naissance de l'enfant.

Diététique

Pourquoi ne pas confectionner de délicieuses sauces pour agrémenter les crudités : une cuillère à dessert d'huile végétale de colza pour sa richesse en oméga 3 et oméga 6 (rapport très équilibré), quelques gouttes d'huile végétale de germe de blé pour sa richesse en vitamines A, D, E et K, une cuillère à dessert d'huile végétale d'avocat, déjà utilisée chez les Aztèques pour renforcer la vitalité, ou d'huile végétale d'argan (antioxydante, régénérante) très prisée par les grands cuisiniers, et enfin du jus de citron ou de moutarde à l'ancienne. De nombreuses combinaisons d'huiles végétales sont possibles et permettent la découverte de nouvelles saveurs.

Cosmétique

Lorsque le ventre s'arrondit, la peau soumise à de fortes pressions a besoin d'être bien nourrie : une lotion à base d'huile végétale de rose musquée (également riche en oméga 3 et oméga 6) permettra une bonne régénération cellulaire, nourrira la peau en profondeur, assurera sa souplesse et vitalité, d'huile végétale d'onagre ou de bourrache (riche en acide gamma linolénique) pour leur pouvoir régénérant remarquable (souplesse, tonicité, élasticité) et enfin d'un peu de macérât huileux de calendula pour son effet calmant.

L'huile essentielle de bois de rose (*Aniba rosaeodora*), très agréable olfactivement, soutiendra le pouvoir réparateur de la peau (deux à trois gouttes pour 50 ml de lotion). Pour les membres inférieurs, un peu d'huile végétale de calophylle pourra être ajouté à cette lotion afin de prévenir l'apparition de vergetures (fesses, cuisses) et de sentir une certaine légèreté. Les capsules d'huiles végétales sont indispensables pour compléter l'action cutanée !

Huile végétale d'Avocat

Utilisée des milliers d'années par les Aztèques et autres peuples d'Amérique Centrale, l'avocat reste un fruit très intéressant par sa haute valeur nutritionnelle. Son huile végétale est assez visqueuse et contient toute une série de vitamines variées : A, B, C, D, E, H, K et PP. Il est donc logique qu'elle soit d'un emploi important dans l'alimentation et la cosmétique. L'huile d'avocat est avant tout une superbe huile de beauté. Elle assouplit, hydrate, régénère et adoucit la peau. À l'instar du jojoba, elle pénètre très bien dans les couches de l'épiderme et nourrit les peaux sèches, atones, ainsi que les cheveux secs, cassants et sans relief. Enfin, elle se combine harmonieusement à des huiles de carotte ou de millepertuis pour composer des mélanges de protection intense contre les effets des rayons du soleil. Usage en toutes saisons sous forme de crème de nuit ou de masque capillaire, en prenant soin de couvrir la chevelure avec une serviette chaude et humide.

Huile végétale de Bourrache

Comme huile d'onagre, réputée et plus connue, l'huile de bourrache se caractérise par sa très haute teneur en oméga 6. Usage oral en apport quotidien, 1 cuillère à soupe par jour. Elle est très riche en acide gamma linolénique si important dans l'élaboration de la PGE1, une des prostaglandines les plus importantes qui régule les différents systèmes cellulaires et les échanges membranaires. Exceptionnellement riche en vitamine A, D et K, l'huile vierge de bourrache est recommandée pour régénérer les tissus. Précieuse en cosmétique, elle redonne souplesse, élasticité et tonicité à la peau qu'elle nourrit sans obstruer les portes de celle-ci. En usage cosmétique, en massage doux localisé 2 fois par jour avec ou sans huiles essentielles pour en potentialiser les effets.

Huile végétale de Calendula

Les fleurs de souci officinal mises en macération dans un récipient en verre transparent pendant 3 semaines donneront après filtration une huile de macération de couleur orangée. Ses propriétés cosmétiques sont largement reconnues par l'industrie pharmaceutique. L'huile de calendula, de qualité 100% biologique, renforce les protections naturelles de l'épiderme, elle est utilisée spécifiquement pour le soin des peaux maltraitées, gercées, rougies par le soleil ou encore rugueuses. En massage localisé, elle prévient le dessèchement cutané.

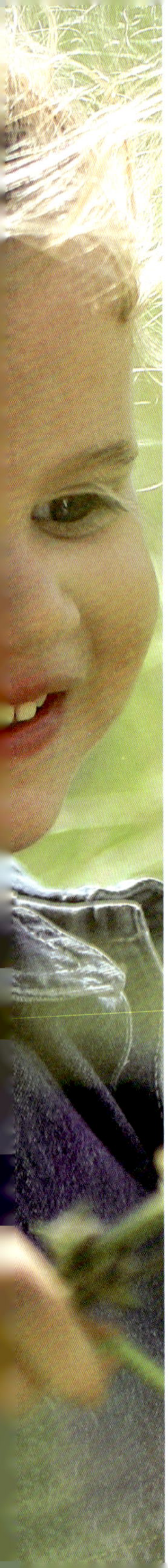

Les enfants

À l'âge où l'apprentissage est très intensif et les stimulations très nombreuses, l'apport d'acides gras essentiels (surtout oméga 3 et oméga 6) pour le bon développement et l'équilibre intérieur de l'enfant est primordial. Des études ont montré l'importance des acides gras de la famille des oméga 3 et oméga 6 pour les enfants souffrants d'hyperkinésie ou de troubles du comportement.

Diététique

Le jeune enfant expérimente chaque jour de nouvelles saveurs. L'introduction dans son alimentation d'acides gras essentiels sera non seulement une source de richesse alimentaire mais également gustative : huile végétale de colza, argan, germe de blé, onagre, bourrache, rose musquée ... toutes intéressantes pour l'enfant. De plus, quelques gouttes d'huile végétale de noisette parfumeront avantageusement les desserts.

Cosmétique

Après le bain de l'enfant, un petit massage assurera une douce nuit, lui permettra de mieux intégrer son schéma corporel et renforcera ce lien de confiance tellement essentiel. Privilégions l'huile végétale d'amande douce, calmante, recommandée pour les peaux fragiles et sèches ; mais également la rose musquée du Chili et le macérât huileux de calendula. Ce mélange d'huiles végétales sera réchauffé au préalable dans le creux de la main afin d'assurer un maximum de confort pour nos tout petits. Une goutte d'huile essentielle de lavande (*Lavandula angustifolia*) renforcera ce lien privilégié.

Après un épisode de maladie infantile (varicelle, rougeole, ...), un massage aux huiles végétales de rose musquée (régénération en profondeur) et d'argan (cicatrisante, nutritive) atténuera les traces cutanées éventuelles. Pour les bosses et les coups, un mélange d'huile végétale de calophylle, de macérât huileux d'arnica et quelques gouttes d'huile essentielle d'hélichryse (*Helichrysum italicum*) sera salutaire.

Huile végétale de Calophylle

Le calophyllier est un arbre de la famille des guttifères pouvant atteindre 20 mètres de hauteur. La composition biochimique de l'huile végétale varie fortement d'une région à l'autre et les propriétés cosmétiques seront fournies par l'huile de calophylle de Madagascar. Le fruit ovoïde (ou noix) contient une amande dont l'expression à froid donne une huile jaune légèrement verdâtre. Particulièrement indiquée pour d'importantes sollicitations musculaires, tendineuses ou articulaires (sport, chute, fatigue, jambes lourdes), l'huile de calophylle donne tout son potentiel en servant de support à des huiles essentielles chémotypées comme celles d'hélichryse italienne, de gaulthérie couchée ou de cyprès de Provence. En cosmétique, l'huile de noix de calophylle de qualité 100% biologique constitue un excellent tonique et protecteur des capillaires sanguins. Elle est donc recommandée pour faciliter les drainages lymphatiques et pour le soin actif des rides.

Huile végétale de Colza

Le colza est une plante herbacée de la famille des crucifères dont la fleur possède 4 pétales et les fruits renferment des graines donnant par expression une huile jaune clair, semi-siccative et d'odeur caractéristique. Usage oral en apport quotidien, une cuillère à soupe par jour. L'huile de colza est une des rares huiles végétales riches en AGE des groupes oméga 3, oméga 6 et oméga 9. Cette composition équilibrée confère à l'huile de colza un rôle énergétique et structurel, elle participe à l'élaboration des membranes de nos cellules et stimule l'activité cérébrale. Enfin, l'huile de colza, de qualité 100% biologique, représente une source importante de vitamine E dont une cuillère à café couvre 30% du besoin journalier.

Huile végétale de Germe de blé

L'huile de germe de couleur jaune brun est épaisse et possède une odeur forte qui dérange en cosmétique si sa concentration dans le produit est élevée. Sa composition vitaminique, principalement la vitamine E, en fait l'attrait évident pour ses actions antidégénératrices. Usage oral en apport quotidien : une cuillère à soupe par jour. Une de ses particularités est sa richesse en vitamines liposolubles : A, D, E et K. De ce fait, elle constitue un excellent complément alimentaire pour la femme enceinte et allaitante et pour le petit enfant. En usage cosmétique, elle possède un haut pouvoir régénérateur du tissu cutané ainsi qu'un facteur adoucissant et assouplissant de la peau. D'usage en toutes saisons, on l'emploiera par légers massages sur les peaux sèches, fatiguées, atones. En application matin et soir, en cure prolongée sur les vergetures.

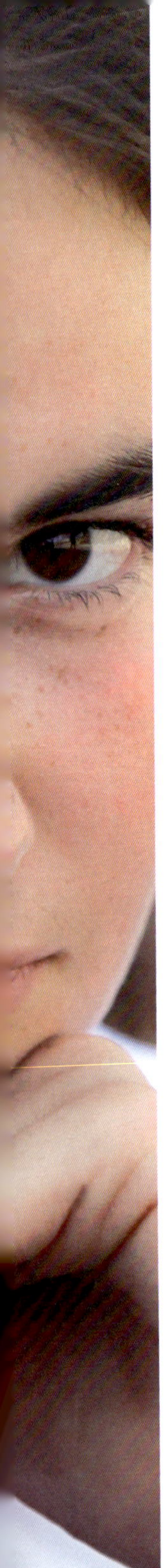

Les adolescents

TV, jeux vidéo, examens ... la vie trépidante de nos adolescents engendre un stress qui est malheureusement devenu leur compagnon quotidien. Un apport d'acides gras polyinsaturés dans leur alimentation (souvent déséquilibrée) est d'autant plus important pour maintenir un équilibre intérieur et de bonnes ressources intellectuelles.

Diététique

Si la bouteille d'huile d'olive est sur toutes les tables, l'enrichir en huiles végétales riches en oméga 3 est tout à fait profitable et, prête à l'emploi, permettra à vos adolescents d'assaisonner les céréales, les crudités et les pâtes. Parfumez vos huiles de table avec quelques gouttes d'huiles essentielles de basilic (*Ocimum basilicum*) ou d'estragon (*Artemisia dracunculus*) par exemple. Cette huile peut même être utilisée pour confectionner votre mayonnaise.

Cosmétique

À l'âge où les visages présentent parfois certaines imperfections disgracieuses, l'huile végétale de jojoba par sa composition proche du sébum humain lui permet de renforcer le film hydrolipidique et de réguler le flux de sébum des peaux grasses. Quelques gouttes d'huile essentielle de lavande aspic (*Lavandula latifolia spica*) ou de lavandin super (*Lavandula hybrida super*) apporteront une fragrance agréable.
Pour les jeunes filles, des études montrent l'intérêt d'un apport d'huiles végétales telles que l'onagre ou la bourrache dans les inconforts du cycle féminin (douleur, irrégularité du cycle, syndrome prémenstruel). Masser régulièrement le bas-ventre avec ces huiles après la douche ou le bain fera vite partie des gestes quotidiens de beauté. Les capsules de ces mêmes huiles végétales complètent leur action bénéfique.

Huile végétale de Carotte

Cette plante de la famille des Apiacées (ex-ombellifères) nous donne déjà une huile essentielle de semences mais encore une autre, celle de l'herbe fleurie. Avec ses racines comestibles préalablement coupées et mises en macération, nous obtenons, après filtration, une huile de macération de carotte de couleur orange foncé. Le macérât huileux de carotte est une source très importante de provitamine A (ou β-carotène). À ce titre, il possède un profil antioxydant très solide, et rend l'huile de carotte indispensable dans la composition de tout bon produit de préparation au bronzage et surtout de soin après-soleil. C'est également une perle cosmétique à inclure dans les crèmes antirides ainsi que dans les protocoles de soin de l'acné (la vitamine A est une des substances anti-acné les plus efficaces). Usage essentiellement cutané en massage local pour protéger et nourrir l'épiderme. Très bonne le soir pour atténuer les effets d'une trop longue exposition au soleil.

Huile végétale de Rose musquée du Chili

Le rosier muscat est comparable à l'églantier (*Rosa canina*). Il pousse en Amérique du Sud à l'état sauvage et l'huile obtenue par expression des graines contenues dans le cynorhodon possède des propriétés uniques et exceptionnelles. En apport quotidien, 1 cuillère à soupe par jour. L'huile de rose musquée contient 80% d'acides gras polyinsaturés dont 44% d'acide linoléique et 36% d'acide alpha linolénique, acides nécessaires à la régénération cellulaire et au maintien de la souplesse des parois cellulaires d'où son intérêt en tant que complément alimentaire. En cosmétique, l'huile de rose musquée promeut la synthèse du collagène et participe ainsi à la prévention des rides. Appliquée en onction, l'huile de rose musquée, de qualité 100% biologique, s'utilise pour l'entretien quotidien de la peau. Elle fournit à l'épiderme les éléments nécessaires à sa souplesse et son élasticité, prévenant ainsi son vieillissement prématuré. Utilisez-la comme crème de jour, très pénétrante, elle permet le maquillage juste après son application, elle gomme toutes les cellules mortes de la peau, favorisant la présence des cellules jeunes. Comme crème de nuit, ½ heure avant le coucher, appliquez en léger massage sur le visage démaquillé.

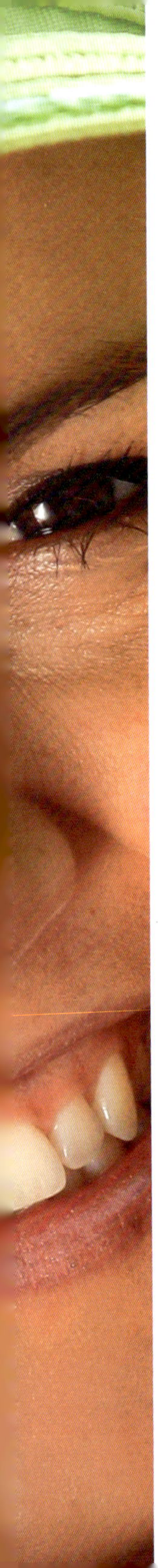

Les femmes

L'apport d'acides gras essentiels contribue au rajeunissement des cellules de tout le corps et de la peau en particulier. La perte excessive d'eau au travers de la peau est évitée et lui permet de garder souplesse et vitalité.

Cosmétique

- Huile du soir : lorsque les pores de la peau sont dilatés par la chaleur du bain ou de la douche, un massage du visage est très efficace et permet la pénétration en profondeur des huiles végétales. Un atout à ne pas négliger, l'huile végétale de noyaux d'abricot : tonifiante, nourrissante, régénérante, elle redonnera éclat et souplesse à votre peau. Pensez à alterner et combiner les huiles végétales de beauté, par exemple, rose musquée du Chili avec noyaux d'abricot et germe de blé. Quelques gouttes d'huile essentielle de géranium (*Pelargonium x asperum Égypte*) ajouteront une note très agréable.
- Soleil : pour réhydrater et apaiser l'épiderme chauffé par le soleil (parfois excessivement), le mélange rose musquée du Chili et macérât huileux de millepertuis est très indiqué.
- Massage : pour un massage détente de tout le corps, les huiles végétales de macadamia (recommandée pour les peaux fragiles) et de noisette sont idéales. Très pénétrantes, elles ne laisseront pas une sensation de gras après le massage ; quelques gouttes d'huile essentielle de petit grain bigarade (*Citrus aurantium feuille*) au parfum agréablement « chaud » favoriseront la détente du corps et de l'esprit.
- Ongles : pour raffermir et fortifier les ongles, les plonger dans l'huile végétale d'argan.

Huile végétale de Noyaux d'abricot

Extraite par sa première pression à froid des petites amandes contenues dans les noyaux d'abricot, l'huile végétale de noyaux d'abricot est excellente pour la beauté et les soins du visage. Très riche en vitamine A et en acide linoléique, l'huile de noyaux d'abricot réunit de multiples qualités : tonifiante, nourrissante, hydratante, assouplissante, revitalisante, adoucissante. D'usage en toutes saisons, elle remplace avantageusement une bonne crème de nuit. Très pénétrante, l'huile de noyaux d'abricot donne de l'éclat aux peaux ternes, fatiguées ou dévitalisées sans laisser de film gras brillant sur l'épiderme.

Huile végétale d'Arnica

L'arnica est une plante médicinale traditionnellement incluse dans nombre de préparations parapharmaceutiques destinées au soin des coups et des « bleus ». Son extrait lipidique, de qualité 100% biologique, possède également ces vertus utilisées par voie externe pure ou en tant que vecteur d'une série d'huiles essentielles (hélichryse, menthe poivrée ou laurier noble), l'arnica intervient en apaisant les tensions musculaires et en contrôlant les épanchements suite à des coups directs. Attention ! L'huile végétale est réservée à l'usage cosmétique. Sa consommation par voie orale peut entraîner des troubles cardiaques.

Huile végétale de Millepertuis

Le macérât huileux de millepertuis, appelé huile rouge, présente un intérêt majeur au vu de ses propriétés : cicatrisant, anti-inflammatoire, décongestionnant et antidouleur. Aux vertus actives apaisantes, l'huile de millepertuis de qualité 100% biologique, vient au secours des peaux fragiles et soutient les processus impliqués dans la régénération cutanée. Particulièrement utile et salutaire après une trop forte exposition au soleil, elle en atténue les effets délétères. Elle décongestionne les membres enflés suite au retour difficile de la circulation. Attention cependant à ne pas s'exposer au soleil après application car elle se révèle photosensibilisante !

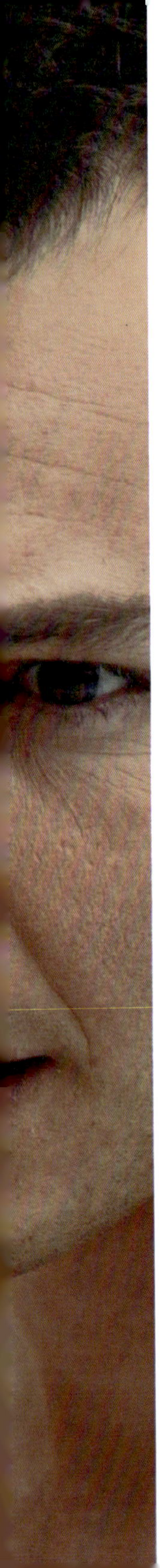

Les hommes

Les hommes peuvent bénéficier de l'apport remarquable des acides gras essentiels, non seulement dans leur alimentation, par exemple pour prévenir les accidents cardiovasculaires auxquels ils sont statistiquement plus sujets, mais également pour leur beauté.

Cosmétique

- Lotion apaisante après-rasage (30 ml) : réaliser le mélange suivant : huile végétale de rose musquée du Chili et macérât huileux de calendula ou huile végétale de jojoba et, pour démarrer la journée sur une note tonique, deux gouttes d'huile essentielle de laurier noble (*Laurus nobilis*) et une à deux gouttes de géranium rosat (*Pelargonium x asperum*) pour sa superbe fragrance.
- Massage : masser le haut du dos avec un macérât huileux d'arnica apaisera toutes les tensions accumulées durant la journée. Une à deux gouttes d'huile essentielle d'eucalyptus citronné (*Eucalyptus citriodora*) favorisera cette détente.

Huile végétale de Noisette

Ce fruit oléagineux offre une huile végétale fluide, pas trop grasse, d'une belle couleur jaune ambrée au parfum délicat. Sa forte teneur en lipides devra être protégée de l'oxydation par un ajout de vitamine E. L'huile de noisette est une des huiles qui a la plus forte teneur en acides gras essentiels, en particulier du groupe oméga 9, elle contient également de la vitamine A et E. Utilisez-la également sans modération dans vos salades car elle est délicieusement parfumée. En usage cosmétique, très fluide, l'huile de noisette laisse la peau douce et satinée. Très pénétrante, elle ne laisse pas de film gras sur la peau. En raison de cette qualité, les massothérapeutes la privilégient. Conseillée pour les peaux rougissantes et fragiles, elle est très indiquée en massage et prévient la déshydratation. Usage en toutes saisons en synergie des huiles essentielles, l'huile de noisette constitue une excellente base pour les massages revitalisants.

Huile végétale de Nigelle

Originaire d'Asie mineure, cette plante aromatique de la famille des renonculacées porte plusieurs noms mais le plus connu est celui de cumin noir d'Égypte. Ses petites graines noires comparables à celles du pavot ont des propriétés nutritionnelles, thérapeutiques et cosmétiques connues depuis l'Antiquité. L'huile végétale de nigelle est une des nouvelles perles cosmétiques et de santé. D'un côté, elle tonifie, régénère et nourrit la peau et le cheveu, ce qui en fait une huile incontournable pour le soin des peaux sensibles, irritées, mais aussi pour bon nombre de problèmes capillaires (chute de cheveux, pellicules, ...). Ceci est dû en grande partie à la puissante action antioxydante que lui procurent ses polyphénols et d'autres composés très spécifiques (comme la thymoquinone). D'autre part, la recherche scientifique découvre d'étonnants bienfaits à l'huile végétale de nigelle, notamment dans sa capacité à stimuler nos défenses naturelles et dans son rôle apaisant en cas de rhumatismes ou autres pathologies ostéo-articulaires. Le prototype de l'huile végétale multi-usage s'utilise aussi bien en massage local, en mélange dans les salades, ou en usage oral pur (des millions d'américains absorbent rituellement une cuillère à café de nigelle chaque matin !).

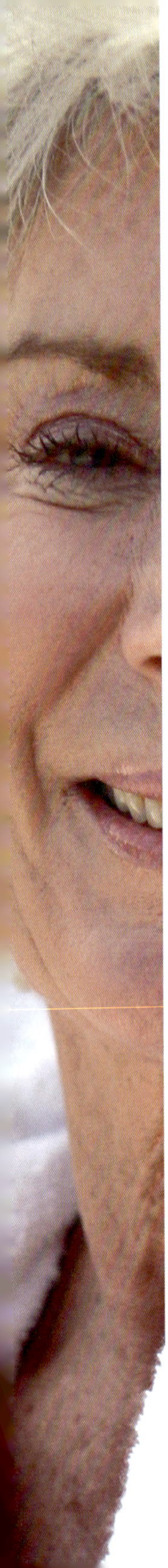

Les personnes d'âge mûr

Avec l'âge, il se peut que l'organisme ne synthétise plus une enzyme spéciale (la delta-6-désaturase) responsable de la métabolisation des acides gras essentiels oméga 6 et oméga 3 et spécialement la transformation de l'acide linoléique en acide gamma linolénique. Pour pallier cette carence, il est important de varier les sources d'acides gras essentiels et de privilégier des huiles végétales riches en acide gamma linolénique comme les huiles d'onagre et de bourrache.

Cosmétique

- Lotion antirides (30 ml) visage et cou : une combinaison d'huiles végétales d'onagre, de rose musquée, de jojoba et de germe de blé sera très bénéfique pour le ralentissement du processus de vieillissement cutané, pour autant que cette lotion soit appliquée régulièrement pendant deux à trois mois par un massage délicat du visage. Trois à quatre gouttes d'huile essentielle de ciste (*Cistus ladaniferus)* sera indéniablement un plus dans cette lotion.
- Lotion pour les mains très sèches (30 ml) : réaliser un mélange d'huile végétale d'argan qui agit merveilleusement sur les peaux sèches, déshydratées et protège également des agressions extérieures, d'huiles végétales de jojoba et de macadamia très hydratantes et recommandées en cas de gerçures. Quatre à cinq gouttes d'huile essentielle de lavande (*Lavandula angustifolia*) ajouteront une note provençale. Placer cette lotion à proximité de vos éviers pour vous en servir après le lavage des mains, vos amis de passage en profiteront également.

Mais surtout n'oublions pas qu'avec l'âge, les capsules d'huiles végétales s'imposent car elles apportent les AGE directement assimilables. Nous sommes donc moins dépendants des facteurs dégénératifs.

Huile végétale de Jojoba

Cet arbrisseau d'Amérique du Sud a une réputation séculaire quant à son emploi pour la beauté du tissu cutané. Très résistant à la sécheresse, il produit à l'état sauvage jusqu'à 2 kilos de graines oléagineuses dont on extrait « l'huile » de jojoba ou plus exactement une cire liquide. Utilisée exclusivement pour les soins de la peau en cosmétologie, l'huile végétale de jojoba équilibre l'acidité de la peau et améliore considérablement l'aspect des peaux grasses et mixtes, revitalise les peaux sèches. Véritable or des Incas, elle n'a pas son pareil pour rendre souplesse et élasticité à la peau. Soin intense pour les cheveux.

Huile végétale d'Onagre

La « primevère du soir » (evening primrose) où « l'herbe aux ânes » donne de très petites graines dont on extrait une huile jaune pâle. Tant sur le plan de la santé que sur le plan cosmétique, elle présente des propriétés tout à fait exceptionnelles. Usage oral : en apport quotidien, 1 cuillère à soupe par jour. L'une des plus riches en acide linoléique (72%), l'huile d'onagre favorise les réactions métaboliques au niveau des membranes cellulaires et participe à l'élaboration des prostaglandines impliquées notamment dans le cycle menstruel de la femme. Usage cosmétique, elle préserve la peau d'un vieillissement précoce, et, quel que soit le type de votre peau, en régulera l'hydratation. Aux cheveux et aux ongles, elle redonnera toute leur beauté.

Huile végétale de Macadamia

Extraite de la noix de *Macadamia integrifolia*, l'huile se rapproche fortement de celle de l'amande douce de par ses caractéristiques dermocosmétiques. Son emploi est très large et concerne aussi bien les peaux sensibles que les cheveux et les mains. Composition de l'huile de macadamia : une forte teneur en acide palmitoléique protège les lipides cellulaires de l'oxydation et confère à l'huile de macadamia des propriétés anti-âge très intéressantes. Riche aussi en acide oléique, elle restaure l'hydratation des différentes couches de l'épiderme. Utilisez-la en massage visage et corps, elle est très pénétrante sans laisser de sensation de gras.

Les principales huiles essentielles utilisables en dermocosmétique

Parmi les très nombreuses huiles essentielles présentes sur le marché, nous devons faire une sélection rigoureuse car, si certaines d'entre elles sont incontournables pour préserver la jeunesse de notre peau, d'autres doivent être écartées ou pour le moins étudiées avant de les intégrer dans une quelconque préparation cosmétique. En effet, certaines huiles essentielles sont caustiques ou irritantes pour la peau et ses muqueuses, d'autres sont toxiques (action abortive et neurotoxique), d'autres encore sont photosensibilisantes. Le consommateur ne peut donc jamais utiliser une huile essentielle, même en dermocosmétique, sans en avoir au préalable évalué les bienfaits mais aussi les risques. Pour ces raisons, une bonne expertise associée à un conseil judicieux est indispensable pour n'en garder que le meilleur.

Notre choix portera sur une cinquantaine d'huiles essentielles avec lesquelles vous pourrez envisager toutes les actions essentielles à l'entretien, à la préservation et à la correction des troubles du tissu cutané mais n'oublions jamais qu'une belle peau de qualité demande un esprit sain dans un corps sain.

Les huiles essentielles ne seront que très rarement appliquées pures sur la peau mais presque toujours diluées dans des excipients adéquats et surtout les huiles végétales, amies de toujours des huiles essentielles. Ces huiles végétales ne sont pas de simples huiles de support car elles participent activement à l'équilibre cutané par leur richesse en acide gras polyinsaturés, véritables aliments de la peau tant par voie externe que par voie interne.

Pour ces bonnes raisons, ce livre a consacré un chapitre dédié aux meilleures huiles végétales cosmétiques. Avant de vous lancer dans les soins proposés. Je me souviens parfaitement du moment où une amie esthéticienne, Consuelo, m'annonça à la fin d'une de nos conférences sur les pathologies du tissu cutané qui affichent souvent les chagrins de la peau : « Les huiles essentielles et leurs actions sur la peau, au travers de la peau, … au-delà de la peau. N'oublie pas. ».

Quelle évidence pour tout expert en cette matière dès l'instant où la biochimie des molécules aromatiques, leur aspect énergétique et vibratoire ainsi que leur fragrance informationnelle pénètrent en nous pour y exercer leur œuvre sans que nous puissions leur barrer volontairement la route. Quelques années plus tard, je dois bien reconnaître que les mécanismes d'action de ces quintessences végétales nous « bluffent » encore au quotidien par leurs surprenants résultats. Elles agissent sur votre vécu, votre histoire personnelle chargée d'émotions. Elles en deviennent les plus belles réharmonisantes des troubles nerveux et affectifs. Fortes de leur action antiseptique, elles débarrassent le tissu cutané de tous les agents pathogènes indésirables. Drainantes et purifiantes, les voilà qui éliminent de la peau tous les résidus organiques et autres toxines polluantes. Finalement, en un mot, elles vous rendent plus « propres » tant dans votre tête que dans votre cœur qu'au niveau du tissu cutané. Votre peau retrouve alors toutes ses qualités originelles. Elle resplendit de santé et de beauté grâce à ces huiles essentielles adaptogènes. Le mot est lancé : **adaptogène**. Mais que signifie-t-il plus précisément ? Une substance adaptogène est celle dont les actions multiples permettent à tout organe qui la recevrait de s'adapter à des situations environnementales changeantes qui seraient source de souffrance pour ledit organe. Soyons plus clairs : des variations de température, d'humidité, de pression atmosphérique, de couleur de peau, de stress, d'alimentation, de vie affective modifient à chaque fois la physiologie du tissu cutané. Vous voulez des exemples : l'hypersudation peut être causée par le stress que connaît un conférencier, par la température élevée d'un pays tropical, par l'activité sportive, par le tempérament lymphatique de certains individus, ... ; une peau sèche et irritée est favorisée par une carence en oméga 3 de l'aliment, par une pression nerveuse trop intense, par le tempérament nerveux, par une relation affective ... sèche et donc irritante, par un froid intense. Bref, la peau, cet organe qui délimite l'individu (microcosme) dans l'espace (macrocosme) est sous influence, en permanence. Elle détecte le moindre changement dans notre environnement et réagit pour préserver la santé globale de l'être vivant. Aujourd'hui, notre folle civilisation de travail et de consommation harcèle sans cesse

cet organe à part entière et les réactions cutanées n'ont jamais été aussi nombreuses qu'actuellement. Les huiles essentielles adaptogènes sont les alliés incontournables du tissu cutané pour lui faciliter la vie et optimaliser ses nombreuses fonctions vitales. La peau n'est-elle pas le reflet, le miroir le plus fidèle de votre santé ! Les huiles essentielles adaptogènes autorisent l'harmonie et l'équilibre de la peau et sa beauté n'en sera que la conséquence logique.
La dermocosmétique devient une cosmétique intelligente que tout individu est capable de fabriquer sans peine. Nul besoin d'avoir fait d'études fastidieuses et des investissements conséquents pour réaliser ses propres produits de soin cutané avec des matériaux naturels nobles et certifiés biologiques. Nul besoin non plus de disposer de moyens financiers importants ni de temps car ces préparations restent à la portée de tous. À la manière d'une recette de cuisine, il convient de respecter le choix des huiles essentielles et leurs concentrations dans les propositions de soin. Le double avantage de la réalisation de ses propres produits est d'écarter toutes les substances de synthèse et les conservateurs chimiques qui maltraiteront le tissu cutané. Celui-ci pourrait présenter des irritations ou absorber ces substances comme autant de toxines nocives. De plus, comme il n'y a pas de meilleur « médecin » que le patient lui-même, personne d'autre que le consommateur lui-même ne pourra effectuer le choix le plus judicieux de ce qui lui convient vraiment. Les huiles essentielles chémotypées de qualité représentent tout ce qu'il y a de plus puissant dans la Nature. En les apprivoisant, vous vous rendrez rapidement compte de leur extraordinaire efficacité et les résultats seront à la hauteur de vos espérances.
Il me reste à vous accompagner au travers de ces synergies aromatiques pour le visage, les yeux, les cheveux, les ongles, le corps, le bain, ...

Soins quotidiens

aux huiles essentielles

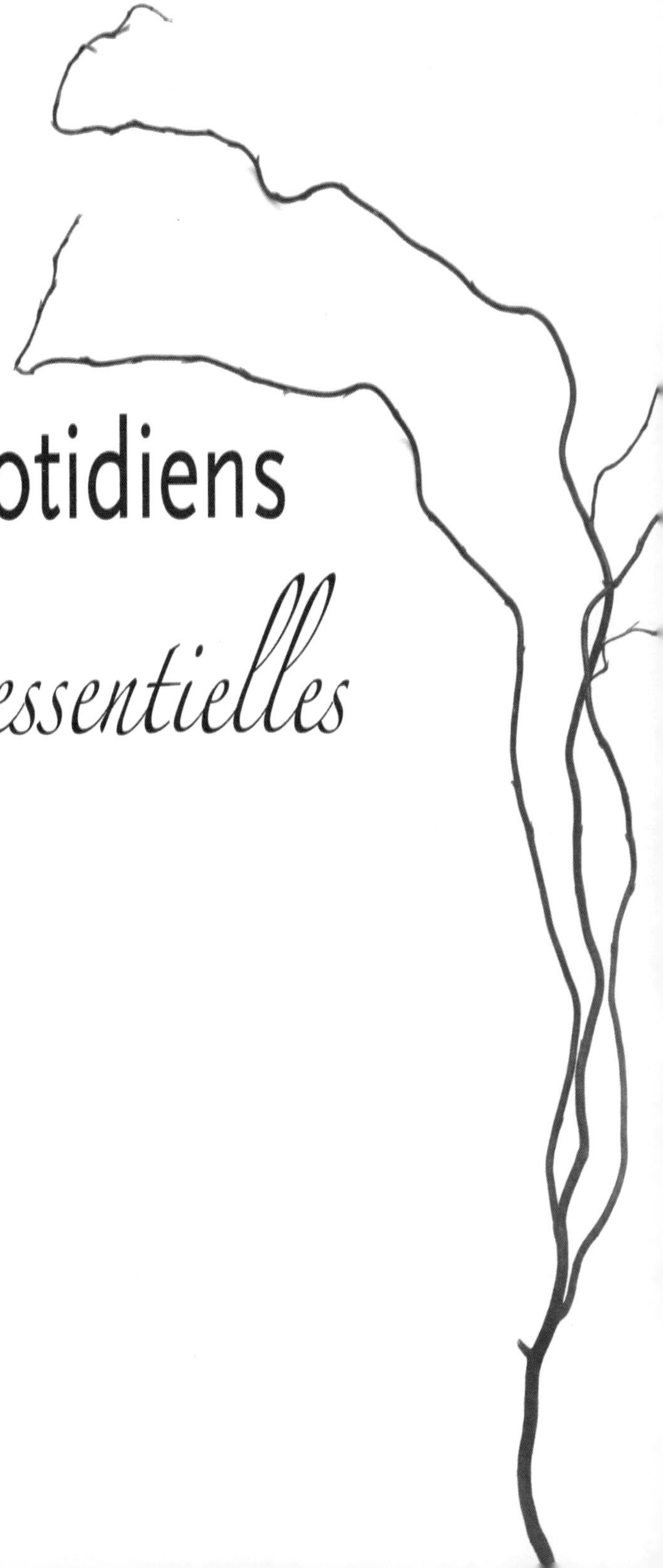

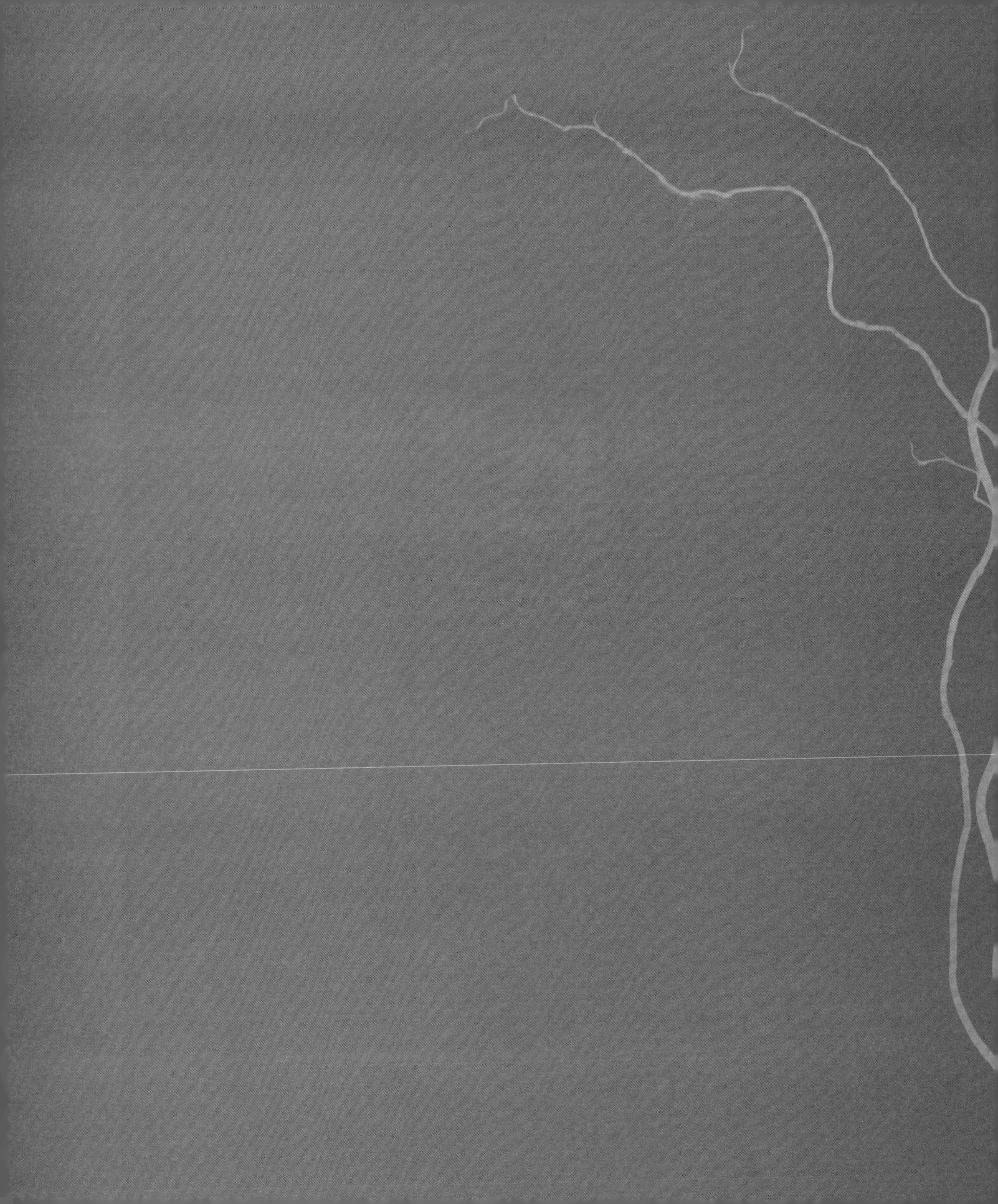

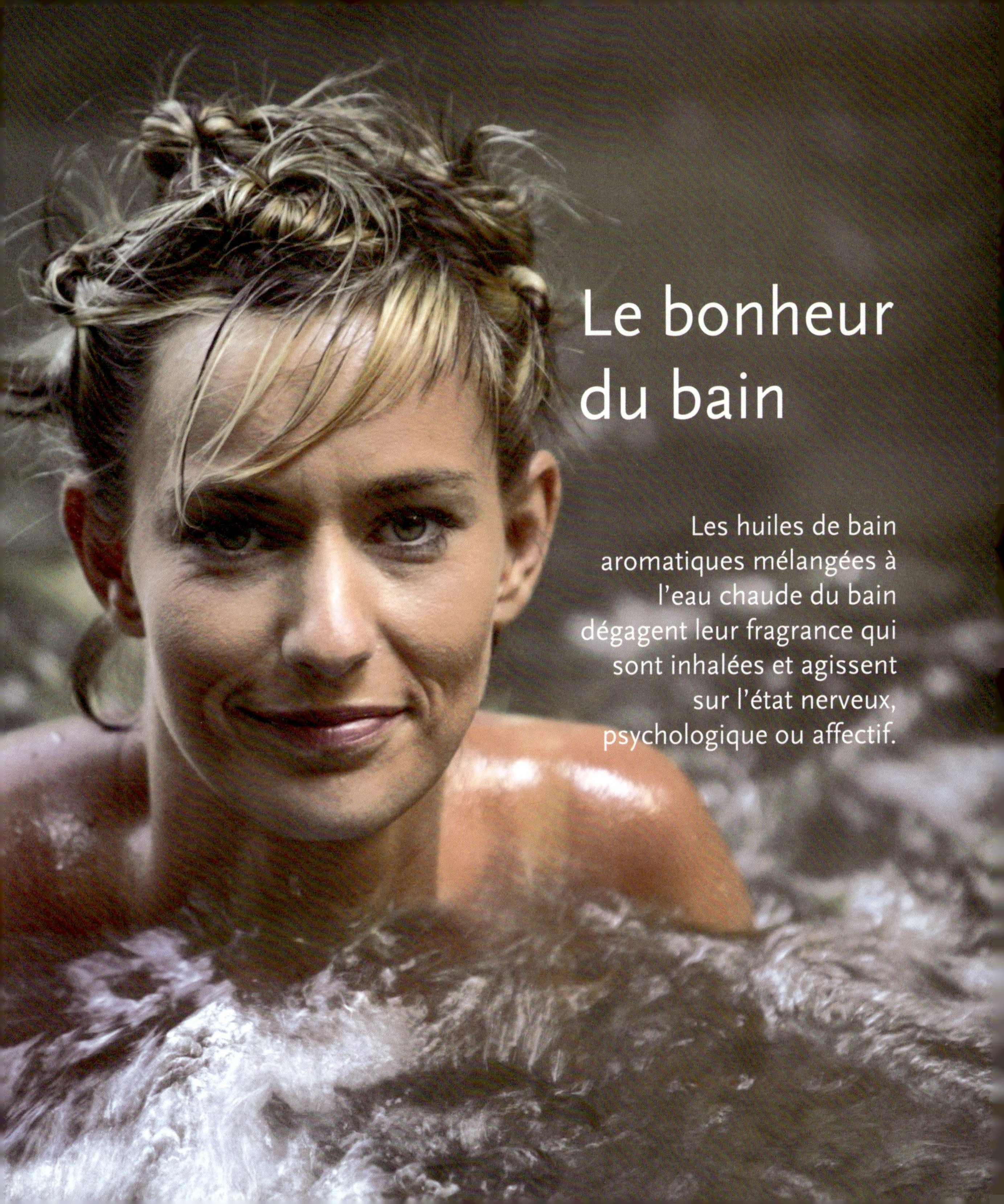

Le bonheur du bain

Les huiles de bain aromatiques mélangées à l'eau chaude du bain dégagent leur fragrance qui sont inhalées et agissent sur l'état nerveux, psychologique ou affectif.

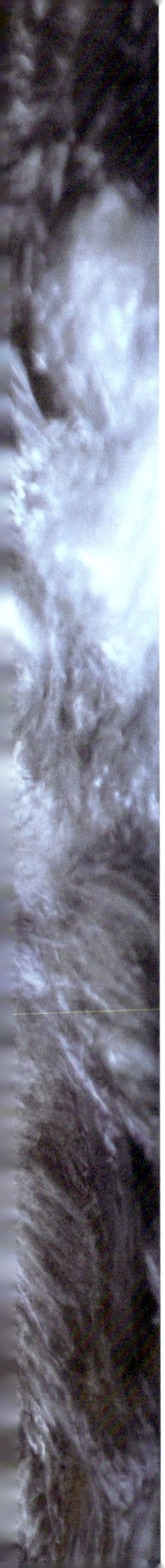

Un bain VOLUPTÉ

H.E.C.T. Patchouli 0,5 ml
H.E.C.T. Santal jaune 2 ml
H.E.C.T. Bois de rose 2 ml
H.E.C.T. Géranium rosat CV Égypte ou Chine 0,5 ml
H.V. Onagre 95 ml

Une cuillère à dessert (10 ml) sous le jet d'eau chaude ou une cuillère à café (5 ml) sur du gros sel à mettre ensuite dans l'eau chaude.

Un bain BÉBÉ

H.E.C.T. Lavande vraie 0,5 ml
H.E.C.T. Lemongrass 1 ml
Ess. Mandarine (zeste) 1 ml
H.E.C.T. Camomille romaine 0,5 ml
H.V. Noyaux d'abricot 97 ml

Une cuillère à café (5 ml) à disperser dans l'eau du bain.

Un bain DRAINANT et PURIFIANT

Ess. Citron (zeste) 3 ml
H.E.C.T. Romarin CT camphre 2 ml
H.E.C.T. Genévrier de Virginie 1 ml
H.E.C.T. Céleri Cultivé 0,5 ml
H.V. Colza 94 ml

Une cuillère à dessert (10 ml) sous le jet d'eau chaude ou une cuillère à café (5 ml) sur du gros sel à mélanger à l'eau du bain.

Huile essentielle de Lavande vraie

Aspect : liquide fluide et limpide
Couleur : incolore à jaune pâle
Odeur : caractéristique de la lavande

Description de la plante

La lavande vraie est vivace, persistante, propre au bassin méditerranéen où elle croît sur les terrains et les coteaux arides ou calcaires. De 30 à 60 centimètres, cette plante rustique aux tiges ligneuses pousse en touffes avec des rameaux dressés simples. Ses feuilles gris vert sont opposées, linéaires, lancéolées, à bord roulé. Ses fleurs disposées en épis à larges bractées sont mauves. Son fruit est un akène contenant une graine lisse et noirâtre. La lavande vraie a besoin d'une exposition en plein soleil, d'un sol pauvre, léger et bien drainé, à une altitude de 800 mètres.

Propriétés dermocosmétiques

L'huile essentielle de lavande vraie est souvent présentée comme une véritable panacée universelle tant elle possède de nombreuses propriétés : calmante, apaisante et sédative ; anti-inflammatoire et antalgique ; antispasmodique et décontracturante ; cicatrisante. Beaucoup nous intéressent au niveau du tissu cutané mais nous ne perdrons jamais de vue que la lavande vraie peut aussi provoquer des allergies parfois sévères auprès de plus de 1% des consommateurs. Largement utilisée pour ses nombreux pouvoirs, l'huile essentielle de lavande vraie se retrouve sur l'étal avec des qualités parfois très variables quand il ne s'agit pas de fraude ! Vigilance de rigueur. La lecture attentive des étiquettes vous apportera les assurances nécessaires.

Lait corporel adoucissant. Lotion démaquillante douce. Shampoing texturant pour cheveux fins et fragiles. Gel réparateur cicatrisant. Huile de massage décontractante. Huile de bain anti-stress.

Un avis d'expert

La lavande vraie et d'autres huiles essentielles peuvent provoquer des allergies auprès de certains utilisateurs au terrain allergique connu. Un test d'allergie, simple écartera le risque d'allergie pour autant que la peau n'ait pas marqué de réactions. Dans le pli du coude, la peau est fine, sensible et bien vascularisée. Placer une goutte de l'huile essentielle, attendre 15 minutes pour évaluer la tolérance cutanée. Si rien ne se manifeste, l'huile essentielle ne vous occasionnera pas de soucis majeurs.

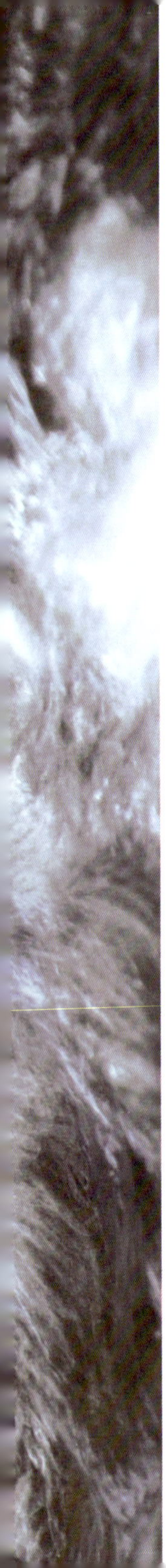

Un bain RELAX et DÉTENTE

H.E.C.T. Lavande vraie 2 ml
H.E.C.T. Camomille noble 0,5 ml
H.E.C.T. Oliban (ou encens) 0,5 ml
H.E.C.T. Litsée citronnée 1 ml
H.V. Onagre 40 ml + H.V. Noyaux d'abricot 56 ml

Une cuillère à dessert (10 ml) sous le jet d'eau chaude ou une cuillère à café (5 ml) sur du gros sel à mélanger à l'eau du bain.

Un bain de CONTEMPLATION

H.E.C.T. Oliban (ou encens) 2 ml
H.E.C.T. Cyprès de Provence 0,5 ml
H.E.C.T. Hélichryse 0,5 ml
H.E.C.T. Romarin CT verbénone 1 ml
H.V. Noyaux d'abricot 96 ml

Une cuillère à dessert (10 ml) sous le jet d'eau chaude ou une cuillère à café (5 ml) sur du gros sel à mélanger à l'eau du bain.

Un bain de MORPHÉE

H.E.C.T. Litsée citronnée 3 ml
H.E.C.T. Verveine citronnée 1 ml
H.E.C.T. Myrte vert 1 ml
H.E.C.T. Camomille romaine 0,5 ml
H.V. Noyaux d'abricot 94 ml

Une cuillère à dessert (10 ml) sous le jet d'eau chaude ou une cuillère à café (5 ml) sur du gros sel à mélanger à l'eau de bain.

Huile essentielle de Litsée citronnée

Aspect : liquide fluide et limpide
Couleur : jaune soutenu
Odeur : chaude, sucrée, citronnée

Description de la plante

La litsée citronnée est un arbre à feuilles persistantes de 5 à 8 mètres de hauteur, largement répandu en Asie orientale et entre autres au Vietnam. Même si les fruits donnent le rendement le plus élevé à la distillation, toutes les parties de la plante sont utilisées pour produire une huile essentielle dont la composition biochimique peut, dès lors, présenter des différences notables. Ce petit arbre tropical dégage par ses feuilles et ses fleurs une odeur citronnée florale. L'appellation « cubeba » se rattache à la similitude du fruit avec celui du poivrier.

Propriétés dermocosmétiques

L'huile essentielle de litsée citronnée se rapproche très fort de la verveine citronnée mais aussi de l'eucalyptus citronné dont elle possède les mêmes molécules et donc les mêmes propriétés. L'action anti-inflammatoire et antalgique est très utilisée pour les affections de la peau et du système locomoteur. Sa propriété calmante et apaisante du tissu nerveux lui permet d'être largement diffusé dans l'atmosphère ou incorporé dans une huile de massage pour la gestion du stress et des tensions nerveuses. De plus, sur le plan anti-infectieux, elle se montre efficace sur les mycoses. Sa fragrance très agréable est son atout majeur et son prix beaucoup plus faible que la verveine citronnée permet une sélection aisée ... à condition de la diluer fortement car sa très forte concentration en aldéhydes la rend irritante à l'état pur.

Sel de bain : bien-être. Huile de massage relaxant et antistress. Mélange diffusion pour ambiance décontractée. Soin des ongles et du cuir chevelu (mycoses). Soin des gencives sensibles. Huile de soin pour « boutons » enflammés.

Un avis d'expert

Huile essentielle bien sympathique : elle sent bon, elle plaît à tout le monde, elle est relaxante, elle est bon marché. Que des avantages à condition de la diluer fortement car elle pourrait irriter un grand nombre de peaux sensibles.

Une concentration maximale de 20% de litsée citronnée vous met à l'abri du risque de causticité de cette huile essentielle.

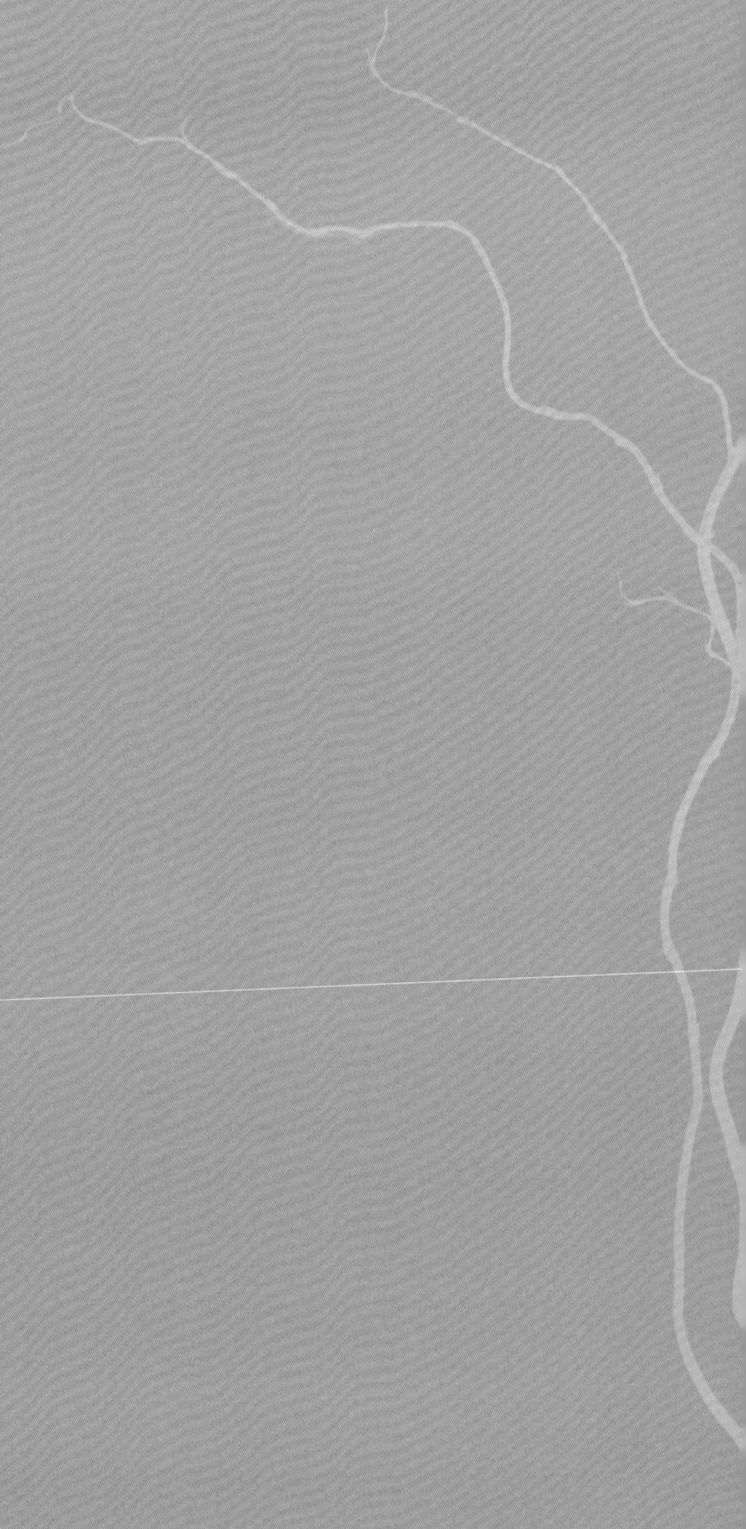

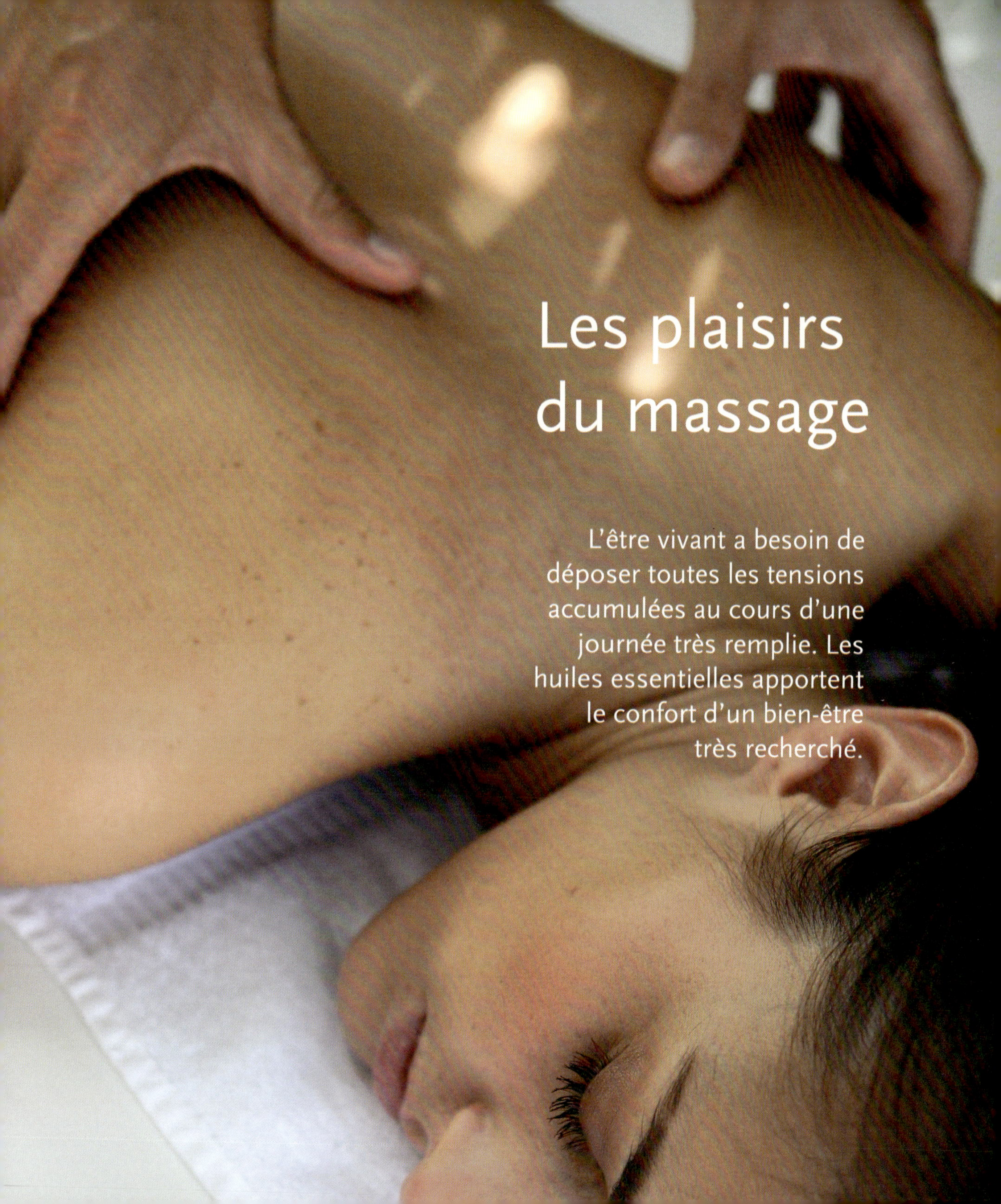

Les plaisirs du massage

L'être vivant a besoin de déposer toutes les tensions accumulées au cours d'une journée très remplie. Les huiles essentielles apportent le confort d'un bien-être très recherché.

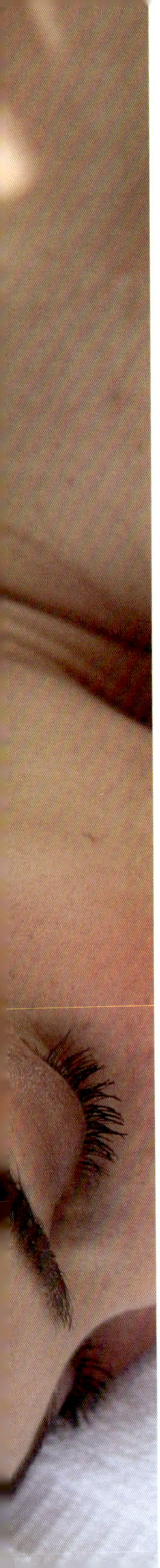

Plaisir du MATIN

H.E.C.T. Bois de rose 1,5 ml
H.E.C.T. Épinette noire 0,75 ml
H.E.C.T. Marjolaine des jardins 0,75 ml
H.V. Colza 35 ml + H.V. Noyaux d'abricot : 62 ml

Une application le matin à l'endroit souhaité selon votre propre besoin.

Les plus : avec des huiles essentielles positivantes, cette huile de massage a l'avantage de s'utiliser tant pour le visage, le cou, les seins, les jambes que pour un massage plus sensitifs au niveau du dos.

Plaisir du SOIR

Ess. Mandarine 1,75 ml
H.E.C.T. Santal jaune 0,75 ml
H.E.C.T. Pin de Patagonie 0,5 ml
H.V. Colza 35 ml + H.V. Noyaux d'abricot 62 ml

Une application le soir sur la zone cutanée retenue selon votre ressenti.

Les plus : cette proposition sera parfaite pour le massage en couple pour une soirée harmonieuse.

Plaisir au FÉMININ

H.E.C.T. Sauge sclarée 1 ml
H.E.C.T. Lavande vraie 1 ml
H.E.C.T. Ylang-ylang 1 ml
H.V. Onagre 47 ml + H.V. Noyaux d'abricot 50 ml

Une application quand vous le voulez et où vous le voulez.

Les plus : cette synergie aromatique ne vaut pas exclusivement pour les femmes mais pour tout individu souhaitant développer le pôle féminin de tout être vivant qui sommeille en lui.

Huile essentielle de Marjolaine des jardins

Aspect : liquide fluide et limpide
Couleur : incolore à jaune très pâle
Odeur : douce, agréable et correspondant aux monoterpénols

Description de la plante

Appelée grand origan (sans pour autant avoir les propriétés des autres origans), cette plante herbacée, vivace et rustique est cultivée en annuelle. Ses tiges ligneuses, en touffes, sont recouvertes de poils et pourvues de petites feuilles ovales et duveteuses. Ses fleurs blanches ou rosées sont groupées en épis et montrent de larges bractées superposées en forme de coque, d'où son nom de marjolaine à coquilles. Pour une belle croissance, elle préfère un sol sec, léger, pauvre, à l'abri du vent mais une exposition en plein soleil.

Propriétés dermocosmétiques

Utilisée en cosmétologie dès le XVIIe siècle, la marjolaine des jardins est parasympathicotonique et l'une de ses grandes activités est le rééquilibrage du système nerveux. Il faut rappeler que la peau est aussi un tissu nerveux. En effet, la peau et les émotions (le tissu nerveux) ont une intimité franche et directe dès l'embryogenèse. Aussi, dans toutes les dystonies nerveuses, elle sera une huile essentielle remarquable pour déstresser la peau et lui rendre la lumière, l'éclat, la joie de vivre. Elle fera merveille dans les troubles cutanés de l'enfant. Ses propriétés anti-infectieuses associées à sa parfaite tolérance cutané lui permettent d'être une valeur sûre du répertoire aromatique.
Crème fluide pour peaux ternes et dévitalisées. Émulsion astringente pour peaux stressées. Soin capillaire tonique. Huile concentrée pour dermatoses fongiques.

Un avis d'expert

Les huiles essentielles particulièrement actives sur le tissu nerveux sont les meilleurs adaptogènes car elles offrent au tissu cutané la faculté d'adaptation nécessaire à la peau lorsque celle-ci subit des modifications de température, de pression, d'humeur, et des agressions extérieures : pollutions ou agressions intérieures : stress, toxines, ... Nous anticipons dès cet instant les facteurs de risque du vieillissement cutané en autorisant la peau à se défendre et à se préserver des attaques du temps. La marjolaine des jardins est l'une de ces huiles essentielles adaptogènes par lesquelles la cosmétique devient intelligente.
Il n'y a aucun risque à l'emploi de cette huile essentielle tant au niveau cosmétique que physiologique en thérapeutique.

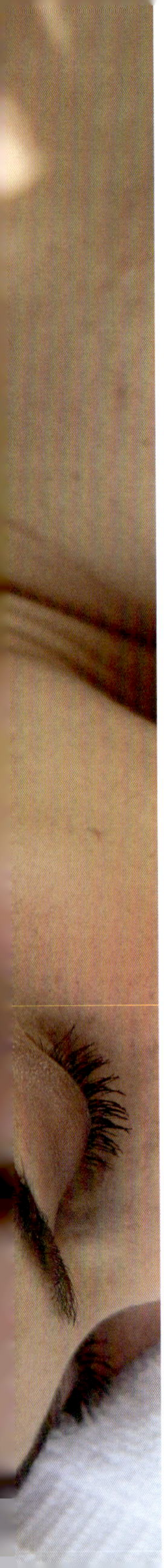

Plaisir au MASCULIN

H.E.C.T. Cèdre de l'Atlas 0,5 ml
H.E.C.T. Santal jaune 1,5 ml
Ess. Pamplemousse (zeste) 1,5 ml
H.V. Colza 47 ml
H.V. Jojoba 50 ml

Une application quand vous le voulez et où vous le voulez.

Les plus : ce mélange vaut aussi pour toute femme qui aimerait développer le côté masculin de son être.

Plaisir du SPORTIF

H.E.C.T. Genévrier commun 1 ml
H.E.C.T. Katafray 1 ml
H.E.C.T. Eucalyptus citronné 1 ml
H.E.C.T. Romarin CT Camphre 1 ml
H.V. Colza 55 ml
H.V. Noyaux d'abricot 40 ml

En préparation à l'effort ou en récupération de l'effort physique, massez les zones musculaires et tendineuses trop sollicitées en fonction du besoin.

Les plus : la fragrance de toute huile de massage aux huiles essentielles odorise les vestiaires ou la salle de sport et couvre très bien d'autres odeurs nettement moins agréables.

Huile essentielle de Romarin CT Camphre

Aspect : liquide mobile et limpide
Couleur : incolore à jaune pâle
Odeur : fraîche et camphrée

Description de la plante

Herbe de Provence par excellence, le romarin CT camphre est un arbuste rustique et persistant pouvant atteindre 1,5 mètre. Il apprécie les terrains calcaires, maquis et garrigues du massif pyrénéen. Ses tiges dressées sont ligneuses et ramifiées. Ses feuilles opposées sont allongées, étroites, à bords enroulés, coriaces, de couleur vert foncé sur la face supérieure mais grisâtres et veloutées sur la face intérieure. Ses petites fleurs bleu clair, parfois blanches sont disposées en grappe tout le long de ses tiges. Il pousse facilement sur un sol calcaire, bien drainé et exposé au soleil, à l'abri des vents du nord.

Propriétés dermocosmétiques

L'histoire nous enseigne l'emploi du romarin comme principal ingrédient de l'ancêtre de l'eau de Cologne. En effet, il rentrait dans la composition de l'eau de la reine de Hongrie, créée en 1370 et considérée comme un élixir de jouvence. Il est vrai que le romarin profite de ses nombreuses actions : myorelaxant et décontracturant, exfoliant et kératolytique, mucolytique et lipolytique, cicatrisant, cholagogue et cholérétique, urolytique, draineur hépatorénal. Nous aimerons privilégier son emploi dans les produits amincissants, dans la lutte de séborrhée grasse, pour des actions de gommage épidermique, pour réduire tous types de kystes.
Gel amincissant et restructurant. Sérum concentré anti-adiposités. Sérum concentré contre les kystes. Huile de gommage exfoliante. Masque capillaire tonifiant. Gel anti-séborrhéique.

Un avis d'expert

Lorsque l'on parle de romarin, il est capital de connaître la race biochimique de l'huile essentielle, autrement dit son chémotype. En effet, le romarin originaire d'Afrique du Nord contient une majorité de 1,8 cinéole aux vertus anticatarrhales et antivirales. Le romarin de Corse se caractérise par la présence de verbénone et d'acétate de bornyle avec une action sur le tissu dermo-neuro-endocrinien. Le romarin de la région pyrénéenne contient une forte proportion de camphre aux propriétés bien différentes encore.
La molécule cétonique de camphre présente un risque d'action abortive et de toxicité pour le tissu nerveux. Il est donc contre-indiqué chez la femme enceinte ou allaitante ainsi que chez le nourrisson de moins de 30 mois.

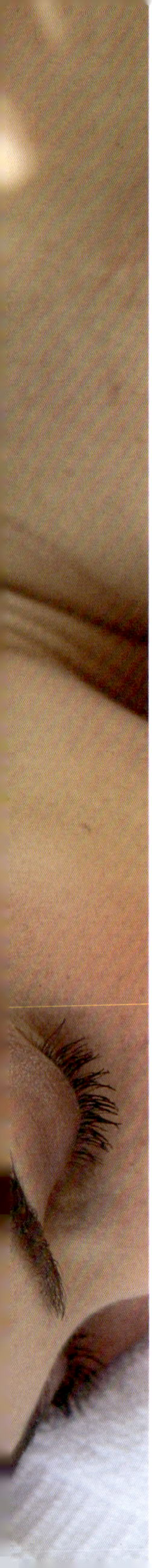

Plaisir DRAINANT et PURIFIANT

H.E.C.T. Cèdre de l'Atlas 1 ml
H.E.C.T. Genévrier commun 1 ml
Ess. Pamplemousse (zeste) 1 ml
H.V. Calophylle 2 ml
H.V. Noyaux d'abricot 45 ml

Une application par jour pendant deux semaines en partant des chevilles et en remontant vers les cuisses. Cette huile aromatique peut aussi s'appliquer sur d'autres zones réflexes connues par l'intérêt du drainage.

Les plus : les résidus et toxines sont plus aisément éliminées par la fonction hépatorénale et intestinale. Cette épuration réduit considérablement les risques d'inflammations diverses.

Essence de Pamplemousse

Aspect : liquide très mobile et limpide
Couleur : jaune pâle à jaune intense
Odeur : citrine, fraîche, agréable

Description de la plante

Originaire de Malaisie et d'Indonésie, le pamplemousse est présent dans de nombreuses régions tropicales et semi-tropicales. Pourvu d'une racine pivotante profonde et de racines superficielles, le pamplemoussier apprécie le soleil, craint le gel et se place à l'abri du vent.

Propriétés dermocosmétiques

Comme de nombreuses autres essences de Citrus (bergamote, citron, orange douce, orange amère, mandarine), l'essence de pamplemousse possède une action vitalisante. Elle tonifie l'irrigation sanguine de la peau et en améliore la revitalisation. D'autre part, sa propriété délipidante lui confère un intérêt évident pour les peaux grasses, séborrhéiques avec troubles des secrétions sébacées. Enfin, n'oublions pas sa remarquable action purificatrice menant à la dépuration de cellules encrassées et enflammées. Fluidifiante sanguine, nous lui attribuons aussi un pouvoir vitamine P-like (augmentation de la résistance de vaisseaux capillaires et diminution de leur perméabilité).

Principalement, dans un gel, une lotion ou une huile sèche de massage pour soulager les jambes lourdes et autres stases veineuses. Pour les imperfections circulatoires telles que les varicosités, elle reste nécessaire dans toute formule se voulant active. Un autre champ d'application où elle fera merveille : la cellulite avec amas adipeux (graisseux). Rien de tel pour retrouver une silhouette par un amincissement facilité par cette essence de fragrance très appréciée, ce qui, convenons-en, la rend encore plus attractive.

Un avis d'expert

Ainsi que le prouve une publication scientifique récente, l'essence de pamplemousse a une action stimulante de l'adipolyse (destruction des graisses) par le canal de l'olfaction !!! Sur la peau, par la bouche et maintenant, par le nez, cette essence est celle de la silhouette... définitivement.

Riche en furocoumarines, l'essence de pamplemousse est photosensibilisante. L'utilisatrice ne pourra pas s'exposer de manière prolongée au soleil. Un minimum de 3 à 4 heures s'impose si l'on a appliqué sur la peau une composition avec le pamplemousse.

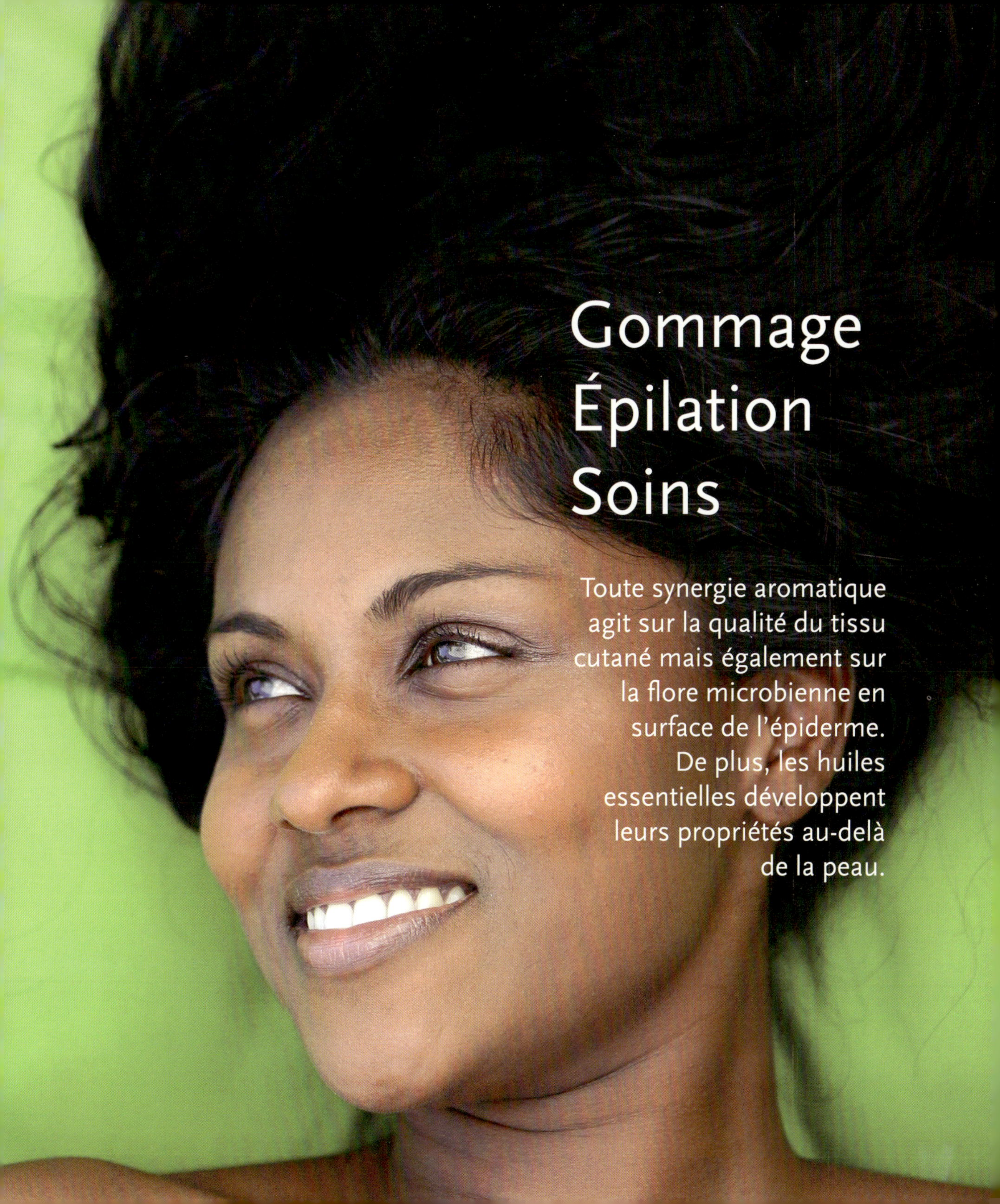

Gommage
Épilation
Soins

Toute synergie aromatique agit sur la qualité du tissu cutané mais également sur la flore microbienne en surface de l'épiderme. De plus, les huiles essentielles développent leurs propriétés au-delà de la peau.

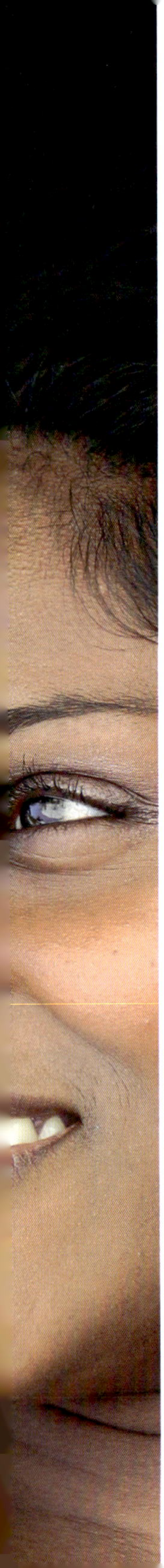

Gommage du CORPS

Huile exfoliante et purifiante à l'Eucalyptus mentholé
H.E.C.T. Eucalyptus mentholé 4 ml
Ess. Citron (zeste) 2 ml
H.E.C.T. Lemongrass 1 ml
H.E.C.T. Sarriette des montagnes 0,5 ml
H.V. Rose musquée du Chili 20 ml
H.V. Jojoba 30 ml
H.V. Colza 43 ml

Une application corporelle tous les mois.

Les plus : l'action de gommage de cette formule peut être renforcée en ajoutant un peu de poudre de noyaux d'abricot, de rose musquée, d'argile verte, de gros sel. Cette granulation permet une abrasion ou une élimination facilitée de toutes les cellules épidermiques nécrosées.

Gommage VISAGE et SEINS

Huile exfoliante et purifiante au Romarin CT verbénone
H.E.C.T. Romarin CT Verbénone 1 ml
H.E.C.T. Sauge officinale 0,5 ml
Ess. Pamplemousse (zeste) 0,5 ml
H.E.C.T. Petit grain bigarade 0,5 ml
H.V. Rose musquée du Chili 10 ml
H.V. Jojoba 10 ml
H.V. Colza 28 ml

Une application sur le visage et les seins tous les mois.

Les plus : pour une action exfoliante optimale, mélanger 10 gouttes de la préparation avec ½ cuillère à café de poudre de noyaux d'abricot et masser la zone cutanée par de petits mouvements circulaires.

Huile essentielle de Petit grain bigarade

Aspect : liquide fluide et limpide
Couleur : incolore à jaune pâle
Odeur : hesperidée, fraîche, rappelant un peu celle de la fleur d'oranger

Description de la plante

Le petit grain bigarade n'est autre que la feuille de l'oranger bigaradier ou oranger amer. Arbuste d'origine asiatique acclimaté aux régions méditerranéennes, il présente des feuilles persistantes luisantes vert foncé et des fleurs blanches très parfumées qui serviront à fabriquer une autre huile essentielle de grande classe : le néroli. Le petit grain peut aussi être mandarinier ou citronnier.

Propriétés dermocosmétiques

De nombreuses activités de l'huile essentielle de petit grain bigarade autorisent de très nombreuses utilisations dans les produits de soins pour le corps, les muqueuses, les cheveux... Jugez-en plutôt : calmante, apaisante, équilibrante, antispasmodique, anti-inflammatoire, anti-infectieuse, régénérante cutanée et revitalisante tissulaire. Autrement dit, les formules contenant le petit grain bigarade agiront sur l'acné, l'eczéma, le psoriasis, les furoncles, les peaux stressées, la chute des cheveux, la dégénérescence tissulaire. Cette huile essentielle de fragrance très agréable est presque le tout en un.

Sérum, lotion et gel crème contre l'acné. Shampoing pour cheveux secs, fins et fragiles. Shampoing, masque capillaire contre la chute des cheveux. Crème nourrissante antirides. Synergie relaxante contre le stress et l'agitation pour la diffusion atmosphérique ou pour les huiles de bain. Huile de massage anti-blues.

Un avis d'expert

Le secret d'une belle peau, d'une bonne mine, miroir de la santé globale de l'individu demande une réelle harmonie du tissu nerveux. H.E. Marjolaine des jardins 1 ml, H.E. Néroli 0,3 ml, H.V. Noyaux d'abricot : ajouter la quantité suffisante et nécessaire pour arriver au volume de 15 ml. Voilà du bonheur, de la joie et de l'équilibre pour surmonter les dystonies nerveuses.

Très sûre d'utilisation, cette huile essentielle s'adresse au bébé, à l'adulte, à la femme enceinte ou allaitante, à la personne âgée. Aucune exclusion pour cette valeur certaine de la dermocosmétique.

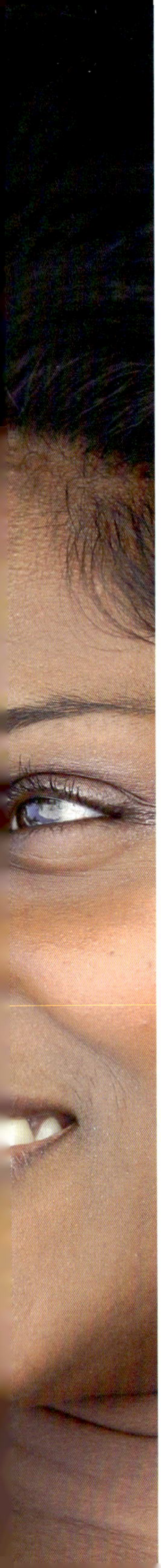

Soin avant ÉPILATION

Baume relaxant à l'Eucalyptus mentholé et au Pin de Patagonie

H.E.C.T. Eucalyptus mentholé 3 ml
H.E.C.T. Giroflier 2 ml
H.E.C.T. Pin de Patagonie 2 ml
H.E.C.T. Matricaire 1 ml
H.V. Calophylle inophylle 5 ml
Beurre de karité ou de cacao 87 g

Une application locale 15 minutes avant l'épilation.

Les plus : la formule provoque un relâchement tissulaire et circulatoire associé à une action anesthésiante. La préparation à l'épilation est optimale pour limiter tous les désagréments de la technique auprès des personnes sensibles.

Soin après ÉPILATION

Gel frais au Katafray et au Géranium rosat cv Égypte

H.E.C.T. Katafray 1 ml
H.E.C.T. Menthe des champs 1 ml
H.E.C.T. Géranium rosat cv Égypte 1 ml
H.E.C.T. Litsée citronnée 0,5 ml
H.V. Millepertuis 2 ml
Gel neutre 45 g

Une application locale après chaque épilation.

Les plus : cette synergie très complémentaire apporte toutes les actions rafraîchissantes, astringentes et anti-inflammatoires cutanées. Cette préparation convient également aux zones corporelles plus sensibles (épilation maillot).

Huile essentielle de Pin de Patagonie

Aspect : liquide limpide, fluide et mobile
Couleur : incolore à jaune pâle
Odeur : fraîche et résineuse, légèrement anisée, rappelant l'estragon

Description de la plante

Cet arbre persistant de 70 mètres de haut fournit un grain fin très apprécié. Avec sa couronne conique, ses feuilles fasciculées par trois et son écorce brun rougeâtre et écailleuse, on le retrouve sur l'ouest de l'Amérique du Nord mais aussi du Sud. Il apprécie les canyons et les pentes rocheuses entre 1000 et 3000 mètres.

Propriétés dermocosmétiques

Le principal attrait de cette huile essentielle est la présence de méthyl chavicol à une concentration ni trop faible (bonne activité), ni trop élevée (sans causticité). Cet éther justifie sa très belle activité neuromusculaire. Partant de là, l'huile essentielle de Pin de Patagonie reste un excellent choix de lutte contre tous les spasmes douloureux de toutes origines. Au niveau de la peau, elle lève les microspasmes, apaise des tensions et offre une tonicité cutanée très utile par son activité sympathicotonique. De plus, sa fragrance particulière et très éloignée de celles des autres huiles essentielles de pin et sapin évoque les grands espaces naturels et vierges. Une note iodée nous permettrait presque de dire que l'huile essentielle a une odeur marine rappelant à nouveau une nature grandiose. Quelques produits trouveraient avantage par la présence de cette huile essentielle peu connue.

Un avis d'expert

Miroir de la santé émotionnelle, la peau montre son stress à chaque contrariété mais elle devient rayonnante lorsque l'harmonie règne dans le cœur et la tête. Par le pin de Patagonie, nous touchons l'être de manière holistique pour le rééquilibrer, l'apaiser et par voie de conséquence rendre à la peau toute sa lumière. Aux côtés de l'H.E. de marjolaine des jardins, de la camomille noble et de l'épinette noire, le pin de Patagonie fait partie du clan des adaptogènes.

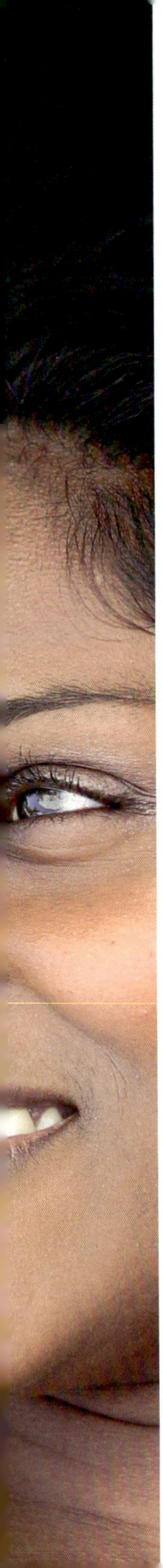

Soin pour RÉACTION POST-ÉPILATOIRE

H.E.C.T. Cèdre de l'Atlas 2 ml
H.E.C.T. Menthe des champs 2 ml
H.E.C.T. Eucalyptus citronné 2 ml
H.E.C.T. Camomille noble 1 ml
H.E.C.T. Katafray 3 ml
H.V. Calophylle inophylle 10 ml
H.V. Millepertuis 20 ml
H.V. Pépins de raisin 60 ml

Immédiatement après épilation, appliquer sur toute la surface la quantité suffisante de cette synergie pour soulager et décongestionner la peau irritée. Il y a de plus un réel intérêt à prévenir par l'emploi préalable à l'épilation d'une synergie myorelaxante et anti-inflammatoire.

H.E.C.T. Romarin CT Camphre 2 ml
H.E.C.T. Hélichryse italienne 1 ml
H.E.C.T. Gaulthérie odorante 2 ml
H.V. Tournesol 45 ml

Appliquer sur les zones à épiler la quantité suffisante de cette synergie 10 minutes avant l'épilation.

Huile essentielle d'Eucalyptus citronné

Aspect : liquide mobile et limpide
Couleur : jaune pâle à jaune soutenu
Odeur : citronnée très agréable

Description de la plante

L'arbre se rencontre tout le long de la côte du Queenland jusqu'à Port Jackson. Cette variété tachetée d'eucalyptus connaît une croissance rapide qui permet de profiter de ces avantages au bout d'un temps relativement court. Après les palmiers, les eucalyptus sont bien les arbres les plus utiles : ils offrent leur ombrage, ils servent d'abri contre le vent pour les plantations, ils produisent de la gomme, de la résine, du miel, du bois d'industrie et de chauffage. De plus celui-ci, planté à l'entrée de villages, repoussent par son essence les moustiques.

Propriétés dermocosmétiques

L'action anti-inflammatoire orientée vers les articulations, les tendons et le tissu cutané permet de la retrouver dans de nombreuses synergies. Sa fragrance agréable et son prix modeste facilitent d'autant plus sa sélection pour un usage très étendu. Calmante et apaisante cutanée, elle est aussi une répulsive des moustiques bien plus performante que la citronnelle.
Masque anti-acné à l'argile et à l'eucalyptus citronné. Gel crème anti-acné. Lait corporel contre l'eczéma, les allergies cutanées. Gel et lait anti-moustiques. Sérum contre la couperose, les varicosités. Huile de massage concentrée anticellulite.

Un avis d'expert

Ses actions anti-inflammatoires, sa fragrance citronnée douce, sa prise très acceptable lui donnent l'occasion de figurer dans toute trousse d'aromathérapie familiale. Il en sera de même en dermocosmétique où elle devient souvent un composant de choix dans toute formule pour calmer la peau ce qui, convenons-en, est régulièrement indispensable ... d'autant plus si l'action apaisante est recherchée.
Cette huile essentielle connue de très longue date demande simplement à être diluée à 50% minimum. Dans ces conditions, elle peut s'utiliser sur tous les types de peau : du bébé à la peau sensible, à la femme enceinte à la peau réactive, à toutes les peaux hypersensibles.

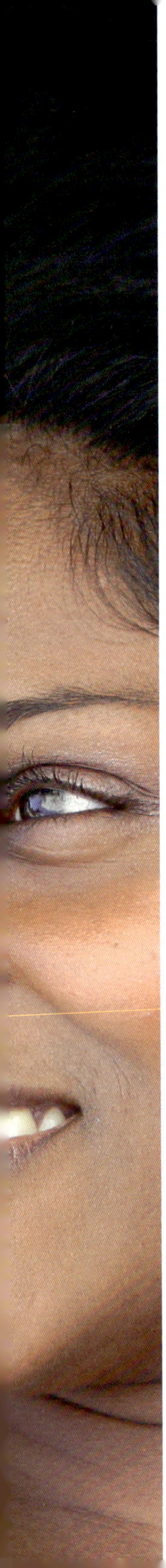

Soin ÉNERGISANT et PURIFIANT pour peaux normales

Lotion de nettoyage au Romarin CT verbénone
H.E.C.T. Romarin CT verbénone 2 ml
Ess. Mandarine 1 ml
H.E.C.T. Pin de Patagonie 2 ml

Deux gouttes de la synergie dans 10 ml d'eau pure ou dans votre lait de soin ; agiter juste avant d'imprégner un coton pour nettoyer le visage ou tout autre partie du corps.

Les plus : cette préparation utilise l'eau pour enlever un maquillage normal mais se mélangera au lait de soin pour éliminer un maquillage waterproof.

Soin hydratant au Myrte vert
H.E.C.T. Myrte vert 1 ml
H.E.C.T. Bois de rose 0,5 ml
H.E.C.T. Katafray 0,5 ml
H.V. Rose musquée du Chili 5 ml
H.V. Onagre 8 ml

Quatre gouttes du mélange dans la dose de votre crème de soin habituelle au quotidien.

Les plus : rien n'empêche de mettre de temps à autre cette synergie à l'état pur sur le visage à raison de 6 gouttes par application.

Soin réparateur à la Lavande aspic
H.E.C.T. Lavande aspic 1 ml
H.E.C.T. Genévrier commun 0,5 ml
H.E.C.T. Marjolaine des jardins 0,5 ml
H.V. Nigelle 5 ml
H.V. Argan 8 ml

Quatre gouttes de la synergie aromatique dans la dose de votre crème nourrissante à appliquer au quotidien en soirée.

Essence de Mandarine

Aspect : liquide mobile et limpide
Couleur : jaune orangé à orange foncé ou vert, selon le degré de maturité du fruit
Odeur : sucrée, agréable, hesperidée caractéristique de la mandarine

Description de la plante

Originaire d'Asie du Sud-Est (Chine et Vietnam), il est connu en Europe depuis le XIXe siècle. Petit arbre aux feuilles simples vert foncé et brillant, il produit des fruits sphériques, un peu aplatis dont le goût sucré et parfumé les rend moins acides que les autres agrumes. L'écorce du fruit est fine et de couleur rouge-orangée à maturité.

Propriétés dermocosmétiques

L'intérêt de l'essence de mandarine au niveau de la peau n'est pas aussi marqué que le citron et le pamplemousse. Nous aimons cette essence par l'action indirecte qu'elle produira sur le tissu cutané. Nul doute que le stress quotidien d'une société pressée et performante trouble le fragile équilibre nerveux de la peau. Si agir sur la peau est bien, toucher l'origine du mal au travers de la peau est mieux. Grâce à son action calmante, apaisante, relaxante, décontractante, l'essence de mandarine atteint son objectif en relâchant toutes les tensions nuisibles du tissu nerveux. Sa fragrance rappelle celle de l'enfance heureuse et vous place dans un bien-être et un confort sécuritaire.
Huile de massage apaisante et relaxante. Huile de bain déstressante. Shampoing pour séborrhée grasse. Synergie calmante et sédative pour diffusion atmosphérique.

Un avis d'expert

Ess. Mandarine (zeste) 4 ml, H.E. Oliban 1 ml, Ess. Bergamote (zeste) 2 ml. Voilà une synergie à diffuser à l'accueil de votre centre de soin, dans la salle d'attente, dans un cabinet de consultation. Les esprits seront détendus et heureux. C'est déjà 50% du travail qui est fait avant votre intervention.
La limite à l'usage de l'essence de mandarine est celle que nous rencontrons avec toutes les essences des zestes d'agrumes. Elles contiennent des furocoumarines photosensibilisantes qui interdisent leur application sur la peau avant une exposition solaire prolongée. Les huiles essentielles provenant des feuilles et des fleurs (et non du zeste) des mêmes plantes ne présentent, par contre, nullement ce risque de photosensibilisation.

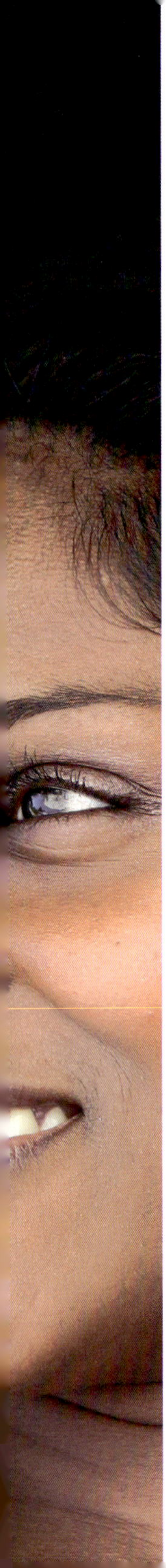

Soin ÉQUILIBRANT et PURIFIANT pour peaux mixtes

Soin équilibrant pour peaux sensibles

H.E.C.T. Matricaire 1 ml
H.E.C.T. Camomille noble 0,5 ml
H.E.C.T. Hélichryse italienne 0,5 ml
H.E.C.T. Myrte vert 0,5 ml
H.V. Argan 20 ml
H.V. Calendula 27 ml

Deux applications par jour de cette synergie. Couvrir la zone sensible ou irritée jusqu'à amélioration sensible.

Soin hydratant au Géranium rosat

H.E.C.T. Géranium rosat CV Égypte ou Chine 1 ml
H.E.C.T. Oliban (ou encens) 0,5 ml
H.E.C.T. Santal jaune 0,5 ml
H.V. Nigelle 5 ml
H.V. Jojoba 8 ml

Quatre gouttes du mélange dans la dose quotidienne de votre crème de soin habituelle.

Les plus : la formulation des synergies permet l'association de fragrances qui se marient tellement bien entre elles que certaines en sont de véritables parfums naturels.

Huile essentielle de Matricaire

Aspect : liquide mobile et limpide
Couleur : bleu clair à bleu plus intense
Odeur : caractéristique du chamazulène

Description de la plante

Appelée petite camomille, cette plante de 30 à 50 centimètres pousse spontanément dans les régions tempérées, aux bords des chemins, dans les champs et les lieux incultes. Sa tige est glabre, dressée et très ramifiée. Ses feuilles vertes bipennées, plates sur le dessus sont en fines lanières. L'éclosion a lieu de mai à octobre et ses fleurs blanches au cœur jaune doré émettent une fragrance aromatique pénétrante. La matricaire préfère un sol sec, calcaire, très ensoleillé. Elle se ressème spontanément et peut se répandre aisément au point d'être envahissante.

Propriétés dermocosmétiques

L'importance de l'huile essentielle de matricaire est une évidence car de nombreuses propriétés la rendent attractives pour les troubles cutanés. En effet, son action anti-inflammatoire et décongestionnante lui permet d'être qualifiée d'antiphlogistique. De plus, elle est antihistaminique et donc antiallergique. Avec un tropisme pour le réseau capillaire sanguin, elle développe une très belle activité antiprurigineuse. Pour toutes les affections dermatologiques caractérisées par une rougeur, une irritation, une démangeaison, une inflammation, le choix de la matricaire se révélera être le bon.
Crème gel anti-couperose. Émulsion fluide peaux sensibles. Gel adoucissant contre l'eczéma et les allergies cutanées. Huile de soin anti-varicosités. Shampoing éclaircissant doux.

Un avis d'expert

La matricaire mais aussi la tanaisie annuelle se caractérise par la présence du chamazulène antiphlogistique et antiprurigineux. Toute manifestation cutanée qui présente une inflammation justifie la sélection de cette huile essentielle. Une concentration de 2% développera l'activité calmante tant attendue.
Cette huile essentielle ne souffre d'aucune restriction d'emploi. Tous les types de peaux, même les plus délicates, bébés, femmes enceintes, peaux allergiques, pourront profiter de ses bienfaits.

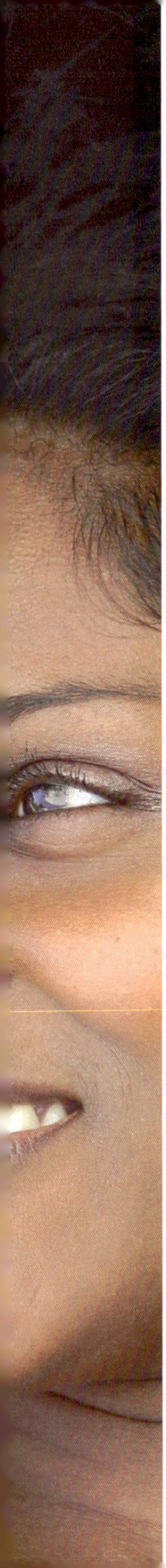

Soin ÉQUILIBRANT et PURIFIANT (suite)

Soin réparateur à l'Hélichryse italienne
H.E.C.T. Hélichryse italienne 1 ml
H.E.C.T. Matricaire 0,5 ml
H.E.C.T. Sauge officinale 0,5 ml
H.V. Nigelle 5 ml
H.V. Macadamia 8 ml

Quatre gouttes de la synergie aromatique dans la dose quotidienne de votre crème nourrissante à appliquer en soirée.

Huile essentielle d'Hélichryse italienne

Aspect : liquide fluide et limpide
Couleur : jaune clair à jaune soutenu
Odeur : chaude, enveloppante, enivrante, rappelant de loin celle du curry

Description de la plante

Plante vivace de 20 à 40 cm de haut, très rameuse, aux tiges tomenteuses, blanchâtres. Les feuilles sont alternées, comme des aiguilles très fines, blanc verdâtre. Les capitules de fleurs jaunes sont petits, groupés en corymbes. La racine est mince et ne s'enfonce pas profondément. Elle aime les zones sablonneuses riches en silice des côtes méditerranéennes.

Propriétés dermocosmétiques

Je ne sais pas par où commencer pour énoncer les actions exceptionnelles (magiques ou miraculeuses, conviendraient mieux) de cette hélichryse italienne anti-traumatique, anti-inflammatoire, cicatrisante et décongestionnante. Ses activités se manifestent sur le tissu cutané, sur le tissu nerveux, sur le tissu circulatoire et sur le système locomoteur (muscles, tendons et articulations). Toute personne ayant employé cette huile essentielle est séduite par sa prompte efficacité. Elle est « bluffante » ! Toute chirurgie esthétique tant en pré-opératoire qu'en post-opératoire ferait bien de l'utiliser systématiquement (même au niveau des yeux). Les problèmes d'inflammations cutanées des plus divers : couperose, varicosités, eczéma, psoriasis, cellulite, acné rosacée... trouveront la solution finale par l'intégration de l'hélichryse dans la synergie. Toute contusion, bleus ou hématomes sont effacés par cette quintessence en un temps record, surtout si le trauma est récent. Sa fragrance est très particulière et on peut l'adorer ou, au contraire, en être dérangé.
Sérum réparateur de tous les traumas. Gel préventif pour chirurgie esthétique. Élixir anti-cellulitique. Gel tenseur coup d'éclat. Sérum contour des yeux.

Un avis d'expert

Les hématomes de mésothérapie, de chirurgie des yeux, de réduction ou d'implants mammaires et tous les autres sans exception aucune. H.E. Hélichryse italienne 5 gouttes, Laurier noble 1 goutte, H.E. Ciste ladanifère 1 goutte, H.V. Arnica montana 5 gouttes avec de nombreuses applications quotidiennes (6 à 8 fois par jour) sur la zone affectée.
Il n'y a aucune restriction pour les très nombreuses utilisations de ce produit phare de toute dermocosmétique. « Pour les souffrances d'une peau sensible aux idéaux déçus ».

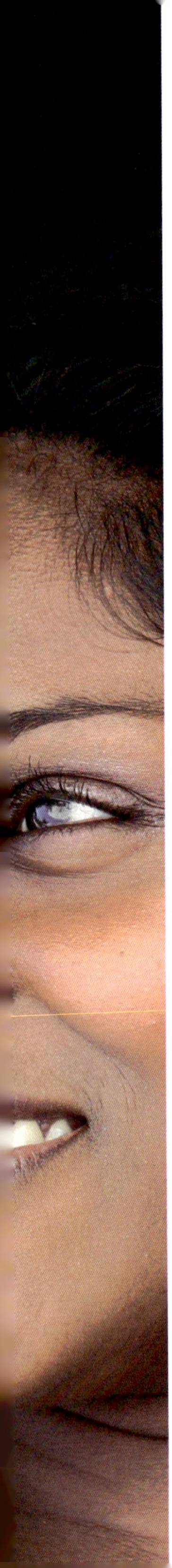

Soin MATIFIANT et PURIFIANT pour peaux grasses

Lotion de nettoyage au Cèdre de l'Atlas
H.E.C.T. Cèdre de l'Atlas 2 ml
H.E.C.T. Poivre noir 1 ml
Ess. Pamplemousse 2 ml

Deux gouttes de la synergie aromatique dans 10 ml d'eau pure ou dans votre lait de soin ; agiter juste avant d'en imprégner un coton pour nettoyer le visage ou tout autre partie du corps.

Soin hydratant à l'Épinette noire
H.E.C.T. Épinette noire 1 ml
H.E.C.T. Ahibero 0,5 ml
H.E.C.T. Ciste ladanifère 0,5 ml
H.V. Colza 5 ml
H.V. Jojoba 8 ml

Quatre gouttes du mélange dans la dose quotidienne de votre crème de soin habituelle.

Les plus : les huiles essentielles développent leurs propriétés au-delà de la peau et permettent à cet organe de s'adapter aux conditions de vie parfois très différentes auxquelles la peau se trouve être exposée.

Huile essentielle de Poivre noir

Aspect : liquide fluide et transparent
Couleur : incolore à jaune pâle
Odeur : poivrée, douce, agréable

Description de la plante

Arbuste grimpant et volubile dont les jeunes tiges se fixent en s'enroulant autour d'un support. Les fruits sont de petites baies globuleuses à une seule graine qui passe du vert au jaune, puis au rouge à maturité. Les épis cueillis avant le rougissement des baies donneront le poivre noir après séchage. Si l'on attend la complète maturation des baies, on obtient le poivre blanc après décorticage.

Propriétés dermocosmétiques

Les activités principalement anti-inflammatoires, décongestives et antalgiques positionnent l'huile essentielle de poivre noir pour les états cutanés sensibles voire douloureux où se retrouvent congestions et inflammations : acné, psoriasis, eczéma, hématome, herpès, prurit, congestions circulatoires : varices, varicosités, œdèmes, rétentions hydrolipidiques, jambes lourdes. Elle aime donc se trouver en synergie avec d'autres huiles essentielles complémentaires pour lutter conjointement contre les inflammatoires de tous les tissus.
Sérum et masque contre l'acné. Crème gel contre le psoriasis et l'eczéma. Gel pour la couperose et les varicosités. Huile de massage pour les jambes lourdes.

Un avis d'expert

L'huile essentielle de poivre noir n'est pas suffisamment connue et utilisée mais mérite vraiment un intérêt pour désinfiltrer le tissu veineux et lymphatique, réduisant de ce fait l'inflammation sous-jacente. La synergie H.E. Poivre noir 2 ml, H.E. Hélichryse italienne 1 ml, H.E. Cyprès de Provence 2 ml, H.E. Menthe des champs 2 ml, H.V. Millepertuis ou Gel neutre qsp 60 ml est favorite pour soulager les congestions circulatoires.
Sa composition biochimique n'exige aucune restriction et cette huile essentielle convient à tout type de peau, à tout type de consommateur, pour tout type d'inflammation.

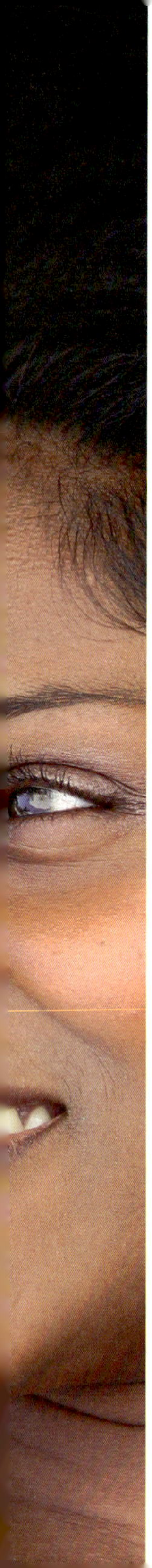

Soin MATIFIANT et PURIFIANT (suite)

Soin réparateur à l'Eucalyptus mentholé
H.E.C.T. Eucalyptus mentholé 1 ml
H.E.C.T. Menthe poivrée 0,5 ml
H.E.C.T. Katafray 0,5 ml
H.V. Nigelle 5 ml
H.V. Noyaux d'abricot 8 ml

Quatre gouttes de la synergie aromatique dans la dose de votre crème nourrissante à appliquer au quotidien en soirée.

Huile essentielle d'Eucalyptus mentholé

Aspect : liquide fluide et limpide
Couleur : incolore à jaune pâle
Odeur : fraîche et épicée rappelant celle de l'eucalyptus cinéole et de la menthe poivrée à la fois

Description de la plante

Cet eucalyptus est plus petit que d'autres du même genre. Il est originaire des forêts sclérophylles sèches tempérées et des forêts du Sud-Est d'Australie. Les feuilles jeunes sont ovales et glauques alors que les feuilles adultes sont lancéolées. En mélange avec le thé, les feuilles sont utilisées comme condiment. L'arbre présente une écorce gris-blanc s'exfoliant en longues lanières brunes avec le temps. La feuille adulte est alterne, coriace et pendante. La fleur est très spécifique et composée d'un réceptacle ligneux surmonté d'un couvercle éjecté lorsque les étamines se dressent.

Propriétés dermocosmétiques

Cette huile essentielle d'eucalyptus mentholé possède des propriétés tout à fait comparables à celles d'autres huiles essentielles contenant une forte concentration de molécules cétoniques. Autrement dit, elle est mucolytique, lipolytique, kératolytique. Son action anti-infectieuse est plutôt faible mais ses qualités cicatrisantes sont indéniables. La sensation de fraîcheur à l'application justifie son emploi dans le but de soulager un tissu cutané sensible et douloureux.

Shampoing pour séborrhée grasse. Masque à l'argile pour peau acnéique grasse. Sérum concentré pour adiposités rebelles. Gel nettoyant désincrustant pour peau séborrhéique. Huile de massage drainante et détoxifiante.

Un avis d'expert

Comme la sauge officinale, le romarin CT camphre, le cèdre de l'Atlas, l'huile essentielle d'eucalyptus mentholé bénéficie des bienfaits généraux de cette classe moléculaire des cétones. Sa spécificité se porte sur son action fraîche et sur un tropisme pour les reins. Dans la pratique, l'utilisatrice pourra exercer son choix parmi toutes ces essences végétales en se basant sur son « nez », sur le ressenti olfactif qui l'aurait dirigé vers l'une plutôt qu'une autre. Très riche en pipéritone aux actions abortives et toxiques pour le tissu nerveux, cette sorte d'eucalyptus et son essence ne peuvent pas être employées pendant toute la durée de la grossesse et même pendant l'allaitement. Prudence oblige.

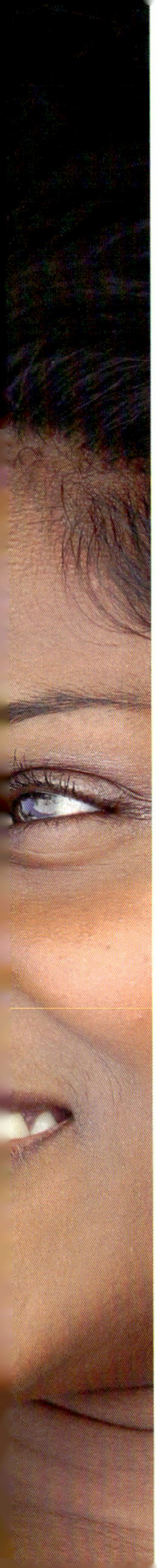

Soin RÉGÉNÉRANT et LISSANT pour peaux matures et affaiblies

Lotion de nettoyage au Bois de rose

H.E.C.T. Bois de rose 3 ml
H.E.C.T. Katafray 1,8 ml
H.E.C.T. Ylang-ylang 0,2 ml

Deux gouttes de la synergie aromatique dans 10 ml d'eau pure ou dans votre lait de soin ; agiter juste avant d'en imprégner un coton pour nettoyer le visage ou tout autre partie du corps.

Soin hydratant au Santal jaune

H.E.C.T. Santal jaune 1 ml
H.E.C.T. Verveine citronnée 0,6 ml
H.E.C.T. Ciste ladanifère 0,4 ml
H.V. Onagre 5 ml
H.V. Argan 8 ml

Quatre gouttes du mélange dans la dose de votre crème de soin habituelle au quotidien.

Les plus : même si la dermocosmétique naturelle n'offre pas tout le confort des textures sophistiquées développées par les grands cosméticiens, elle a le grand avantage de ne pas polluer l'être vivant avec les substances de synthèse qui, à terme, apporteront leur lot de toxicité.

Huile essentielle de Santal jaune

Aspect : liquide épais et limpide
Couleur : jaune clair à jaune ambré foncé
Odeur : boisée, orientale, ambrée, tenace, note de fond

Description de la plante

Originaire de Malaisie, ce petit arbre de 10 à 12 m présente une cyme à rameaux retombants. Les feuilles ovales sont opposées et toujours vertes. De nombreuses petites fleurs sont rassemblées en panicules jaune paille puis rouge. Il a la faculté de parasiter un grand nombre de végétaux par suçoirs ancrés.

Propriétés democosmétiques

Le santal jaune offre l'avantage d'une action double : celle que l'on voit sur la peau en direct et puis celle qui, invisible, rétablira l'harmonie d'un tissu nerveux perturbé. Ses propriétés sur le tissu cutané sont prisées tant pour le soin quotidien que pour les corrections provoquées par des troubles circulatoires, nerveux, inflammatoires ou dégénératifs. Pour les soins journaliers, elle est régénérante cutanée et revitalisante tissulaire. D'autres activités lui sont données : tonique veineuse et lymphatique, sédative et anti-dépressive, équilibrante nerveuse et anti-inflammatoire. De nombreuses synergies peuvent justifier la présence de l'huile essentielle de Santal jaune remplaçant le Santal blanc de Mysore aujourd'hui espèce protégée. *Lait décongestionnant pour jambes lourdes. Huile circulatoire pour varices et varicosités. Gel circulatoire pour la couperose. Gel crème pour les rides et ridules. Gel structurant et raffermissant des seins. Baume pour le psoriasis, l'eczéma et l'ulcère variqueux.*

Un avis d'expert

Lorsque vous souhaitez aider un patient fatigué de la vie dont l'aspect de la peau souligne cet état d'épuisement à tous les étages, l'huile essentielle de Santal jaune remontera les énergies pour retrouver un équilibre affectif, sensuel, mental, physique, cutané circulatoire et peut être même spirituel. H.E. Pruche 2 ml, H.E. Épinette noire 2 ml, H.E. Santal jaune 1 ml, Ess. Bergamote 1 ml, en diffusion atmosphérique ou en huile de massage à une concentration de 5% en huiles essentielles dans 95% d'huile végétale de Noyaux d'abricot.
Si le soin quotidien avec une teneur très faible en santal jaune ne connaît pas de précautions particulières, il n'en va pas de même pour d'autres produits dont la teneur en santal serait supérieure à 5%. Dans ce dernier cas, les femmes atteintes d'un cancer hormono-dépendant éviteront par prudence ce type de produits de soin.

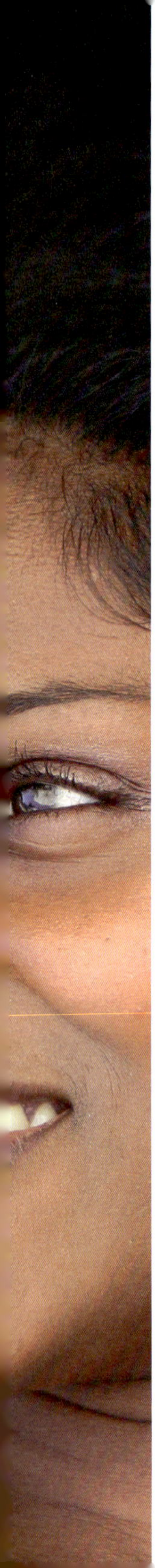

Soin RÉGÉNÉRANT et LISSANT (suite)

Soin réparateur à la Rose de Damas

H.E.C.T. Rose de Damas 0,3 ml
H.E.C.T. Sauge sclarée 0,3 ml
H.E.C.T. Tanaisie annuelle 0,1 ml
H.E.C.T. Myrte vert 1 ml
H.V. Onagre 5 mg
H.V. Argan 8 ml

Quatre gouttes de la synergie aromatique dans la dose de votre crème nourrissante à appliquer au quotidien en soirée.

Les plus : les huiles rares et précieuses sont des choix nécessaires lorsque les actions recherchées dépassent la norme. Cette dépense est toute relative eu égard aux produits de marque réputée dont les actifs ne sont pas nécessairement plus performants et plus concentrés.

Huile essentielle de Tanaisie annuelle

Aspect : liquide fluide et opaque
Couleur : bleu noir
Odeur : caractéristique du chamazulène

Description de la plante

Cette plante herbacée présente des tiges cannelées, velues, dressées d'une hauteur maximale de 1,2 m. Envahissante, la tanaisie annuelle possède des feuilles aromatiques, pennatiséquées à forte odeur. En été, la plante offre des bouquets de sommités florales plates de couleur jaune d'or. Elle apprécie les sols secs, du soleil ou à mi-ombre.

Propriétés dermocosmétiques

Avec le poivre noir, la matricaire et le lentisque pistachier, voici une autre huile essentielle caractérisée par les propriétés d'un sesquiterpène différent des précédentes. La tanaisie annuelle est un remarquable antiphlogistique (anti-inflammatoire et décongestionnant), antiallergique très efficace, antiprurigineux redoutable. Dès ce moment, il convient pour tous les troubles inflammatoires, congestionnés qui « chatouillent et gratouillent » au niveau des tissus cutanés, circulatoires et nerveux. Voici quelques affections valablement traitées par cette huile essentielle : boutons (acné, herpès, zona, varicelle, ...), eczéma, psoriasis, couperose, acné rosacée, varicosités, prurit, allergies, entorse, œdèmes.
Gel anti-eczéma, anti-prurit. Gel contour des yeux anti-poches. Soin capillaire cheveux fins et fragiles. Sérum concentré contre la couperose. Soin concentré anti-boutons.

Un avis d'expert

D'un bleu nuit et de fragrance particulière, cette huile essentielle trouve tout naturellement sa place dans de nombreuses formules dermocosmétiques car la peau est toujours (ou presque) enflammée. Remarquablement bien supportée par la peau, le formulateur n'hésitera pas un instant dans son choix ... à moins qu'il ne préfère la matricaire (camomille allemande) aux mêmes propriétés moléculaires. Toujours en très faible concentration dans les mélanges, il n'y aura aucun risque de coloration de la peau et aucune objection à son emploi très large en dermocosmétique.

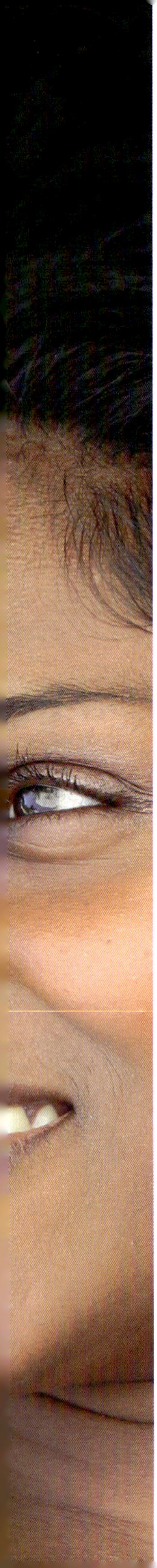

Soin spécial pour le COU

H.E.C.T. Ciste ladanifère 0,3 ml
H.E.C.T. Myrte vert 0,3 ml
H.E.C.T. Santal jaune 0,3 ml
H.E.C.T. Bois de rose 0,3 ml
H.V. Bourrache 10 ml
H.V. Argan 19 ml

Matin et soir, appliquer 6 gouttes de la synergie aromatique avec un mouvement de massage ascendant.

Les plus : le choix des huiles essentielles de cette synergie assure une activité hautement efficace qui concurrence largement tous les produits de soin similaire aux prix très élevés.

Soin spécial JEUNESSE de la peau

H.E.C.T. Myrte vert 0,5 ml
H.E.C.T. Bois de rose 0,3 ml
H.E.C.T. Épinette noire 0,3 ml
H.E.C.T. Néroli 0,1 ml
H.V. Argan 10 ml

Mettre 3 gouttes de ce mélange matin et soir dans votre produit cosmétique habituel.

Huile essentielle de Myrte vert

Aspect : liquide mobile et limpide
Couleur : vert très clair
Odeur : aromatique, légèrement poivrée, tonique et fraîche

Description de la plante

Appréciant le littoral de l'Europe méditerranéenne, le maquis et la garrigue jusqu'à 800 mètres, cet arbrisseau de 2 à 3 mètres possède une tige très ramifiée, des feuilles persistantes, coriaces, luisantes, opposées par 2 et lancéolées. Les fleurs sont blanches et pédonculées, solitaires à l'aisselle des feuilles avec de nombreuses étamines très longues. Les baies sont noires.

Propriétés dermocosmétiques

L'histoire du myrte est très ancienne et son emploi fut très réputé et varié. De nombreuses préparations cosmétiques anciennes utilisaient son huile essentielle pour les soins de beauté. En effet, son action tonique et astringente cutanée lui confère des possibilités raffermissantes associées à ses propriétés régénérantes, cutanées et muqueuses. Elle est aussi utilisée en médecine aromatique comme anticatarrhale et reste, de plus, une très belle équilibrante du système nerveux, propriété dont la beauté de la peau ne peut qu'en bénéficier. Ce matériau aromatique a conquis les grandes industries de la cosmétologie qui en connaissent très bien son efficacité exemplaire.

Soin quotidien contre la formation de rides et ridules. Sérum concentré tonique et antirides. Gel contour des yeux. Soin restructurant du buste. Shampoing pour cheveux fins et fragiles.

Un avis d'expert

L'huile essentielle de myrte vert est bien différente de celle de myrte rouge provenant du Maroc. La composition particulière du myrte vert lui assure son intérêt en cosmétologie.

Aucune réserve quant à l'utilisation cosmétique mais aussi thérapeutique d'une huile essentielle à découvrir au plus vite.

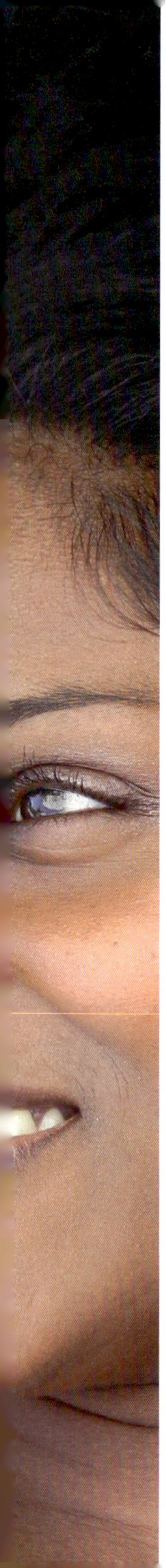

Démaquillant VISAGE

H.E.C.T. Romarin CT Verbénone 2 ml
H.E.C.T. Sauge officinale 1 ml
Ess. Bergamote 1 ml
Ess. citron 1 ml

Une goutte de cette synergie dans votre dose de lait démaquillant.

Démaquillant YEUX

H.E.C.T. Camomille noble 1 ml
H.E.C.T. Hélichryse italienne 1 ml
H.V. Rose musquée du Chili 3 ml

Une goutte de cette synergie dans votre dose de démaquillant pour les yeux.

Essence de Citron (zeste)

Aspect : liquide très fluide et limpide
Couleur : du jaune pâle au jaune doré
Odeur : citronnée, fraîche

Description de la plante

Cet arbrisseau devenu méditerranéen par sa culture craint le gel et peut atteindre jusqu'à 4 mètres de haut. Ses feuilles sont ovales, aiguës, finement dentées, aux pétioles sans ailes. Ses fleurs très odorantes sont solitaires ou par deux. Elles sont blanches à l'intérieur et à pétales roses à l'extérieur. Les citronniers fleurissent deux fois par an mais la cueillette des fruits s'effectue une seule fois en février, du moins en Sicile.

Propriétés dermocosmétiques

L'essence de citron obtenue par pression mécanique à froid est un excellent draineur du foie et convient, sans limite, à tous types d'individus. Cette action de nettoyage organique est d'un intérêt majeur pour le tissu cutané qui se retrouve dès lors moins surchargé, moins pollué par les toxines et autres résidus. L'essence de citron est aussi délipidante et offre la possibilité d'éliminer les excès sébacés ou autres films gras au niveau cutané. Elle est également fluidifiante sanguine et douée de propriétés vitamine P-like (diminution de la perméabilité capillaire et augmentation de la résistance des parois capillaires).
Lotion nettoyante pour peaux grasses. Gel circulatoire pour jambes lourdes. Élixir pour la couperose et les varicosités. Sérum concentré pour taches de vieillesse. Soin anti-acnéique. Shampoing pour cheveux gras et séborrhéiques. Solution pour hygiène bucco-dentaire.

Un avis d'expert

Comme pour tous les citrus, un même arbuste peut donner des extraits aromatiques de composition biochimique bien différente selon l'organe producteur récolté et distillé. Si l'on exprime le zeste, nous aurons toujours une essence riche en terpène. Si l'on récolte les feuilles, leur distillation fournit une huile essentielle riche en esters. Et si l'on cueille les fleurs, voilà que l'huile essentielle contiendra des alcools. Pour ces raisons, la notion de chémotype est incontournable pour une saine et bonne utilisation dermocosmétique de l'extrait.
L'essence de citron doit être largement diluée sans quoi certaines peaux sensibles peuvent montrer des irritations cutanées. Elle est aussi photosensibilisante et ne pourra donc pas être appliquée sur une peau qui subirait une exposition solaire prolongée.

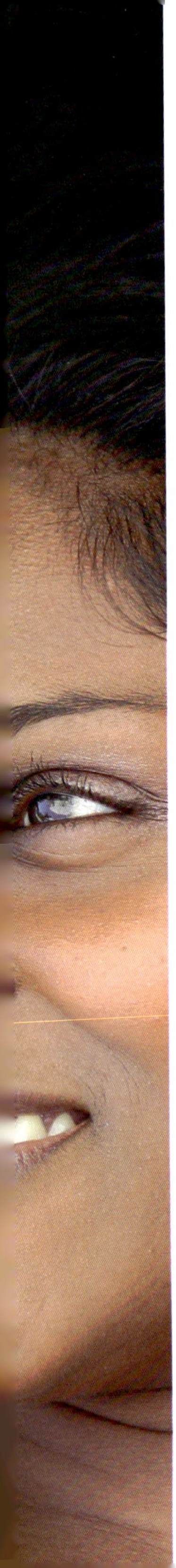

Un sourire, des dents blanches

Baume tonifiant et réparateur

H.E.C.T. Katafray 0,1 ml
H.E.C.T. Romarin CT verbénone 0,1 ml
H.E.C.T. Ciste ladanifère 0,1 ml
H.V. Argan 1 ml
H.V. Jojoba 1 ml
Beurre de karité ou de cacao 13 g

Appliquer matin et soir sur les lèvres gercées, abîmées ou tout simplement pour nourrir le tissu labial.

Blanchiment de l'émail dentaire

H.E.C.T. Tea-tree 2 ml
H.E.C.T. Ahibero 2 ml
H.E.C.T. Menthe des champs 3 ml
Ess. Citron (zeste) 3 ml

Deux à trois gouttes sur la pâte dentifrice lors de tout brossage des dents.

Les plus : non seulement les dents sont plus blanches mais cette synergie lutte aussi contre la plaque dentaire.

Haleine fraîche

H.E.C.T. Poivre noir 1 ml
H.E.C.T. Menthe poivrée 1 ml
Ess. Citron (zeste) 3 ml

Récupérer une petite bouteille d'eau vide, ajouter l'équivalent d'une cuillère à soupe d'eau puis 3 gouttes de la synergie, agiter vigoureusement juste avant de faire un bain de bouche.

Huile essentielle d'Ahibero

Aspect : liquide fluide et limpide
Couleur : jaune pâle
Odeur : « poivrée mentholée » caractéristique

Description de la plante

Comme toutes les espèces de Cymbopogon, l'ahibero présente des touffes d'herbes lamées hautes de 1,50 à 2,40 mètres, à grosses tiges. Cette plante pérenne reste verte longtemps en saison sèche et n'est bien pâturée qu'en mélange clairsemé avec d'autres graminées. Sa valeur nutritive est faible et ses feuilles ont une saveur aromatique poivrée caractéristique. Cette plante dont l'huile essentielle provient de Madagascar se trouve aussi sous les tropiques, dans la savane du Mali, du Ghana, du Soudan.

Propriétés dermocosmétiques

Cette huile essentielle d'ahibero (espèce de citronnelle de Madagascar) montre un alcool particulier. Celui-ci est particulièrement intéressant pour son action sur tous les fongis et levures. Elle est un idéal absolu pour lutter contre toutes les mycoses cutanées : les candidoses, les mycoses interdigitales, les onychomycoses et autres mycoses cutanées. De plus, son action anti-infectieuse plus large encore lui permet un emploi pour d'autres dermatoses. Sa fragrance agréable ainsi que son excellente tolérance cutanée en font un matériau de choix pour toute peau infectée et disgracieuse dans cet état.
Soin et hygiène des ongles. Shampoing assainissant du cuir chevelu. Sérum concentré antifongique. Lait corporel assainissant.

Un avis d'expert

Voilà une huile très intéressante pour compléter l'arsenal antifongique que nous avons avec le palmarosa, le giroflier et le tea-tree. La différence se marque dans une tolérance cutanée nettement supérieure de celle du palmarosa et du giroflier et dans une fragrance beaucoup plus agréable que celle du tea-tree. Quant à son efficacité, les publications scientifiques font état d'une activité supérieure encore à celle des autres.
Il n'y a aucune difficulté d'emploi rattachée à cette huile essentielle qui peut figurer, à juste titre, dans un bon nombre de produits de soins et d'entretien quotidien.

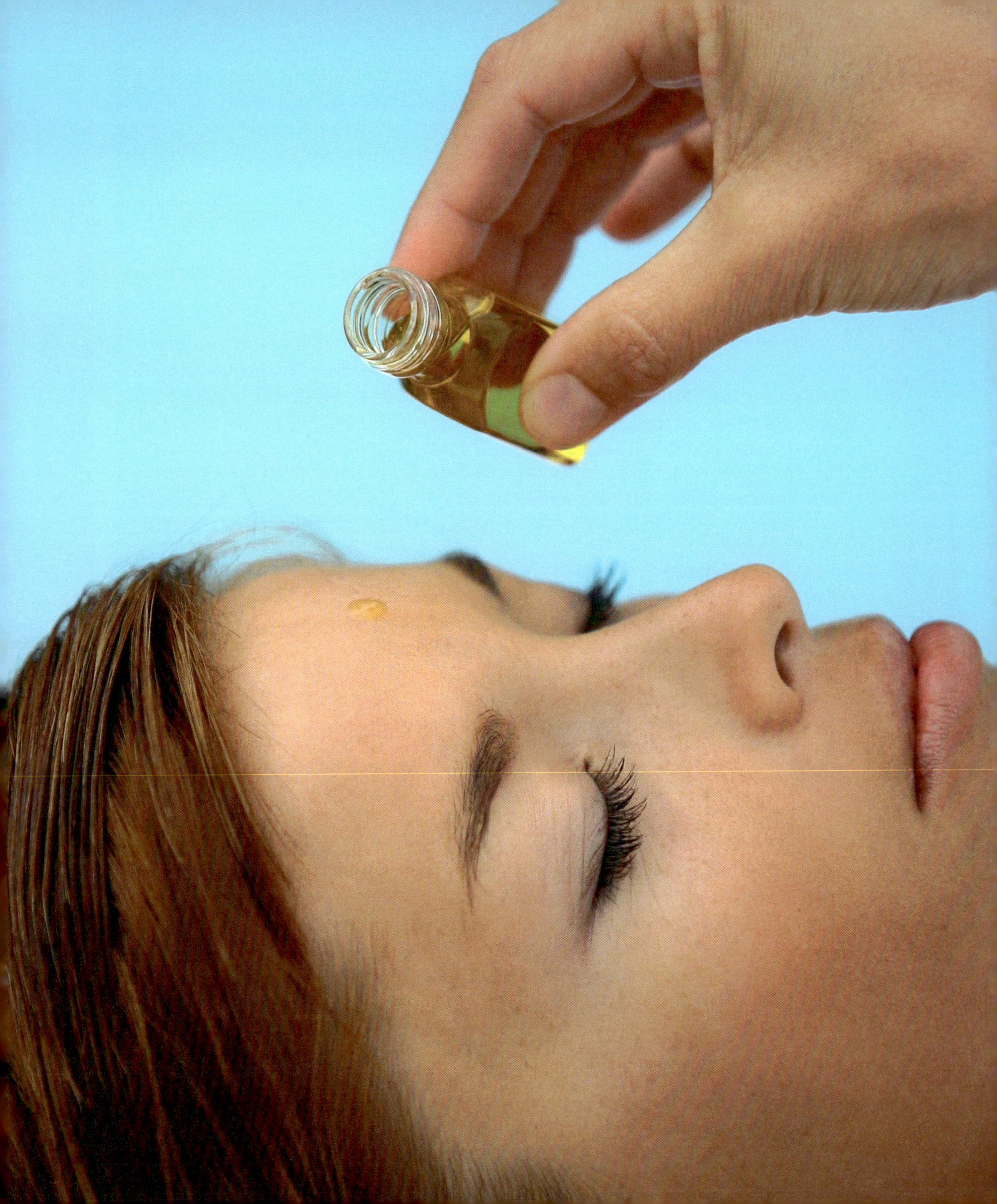

Troubles de la peau

et huiles essentielles

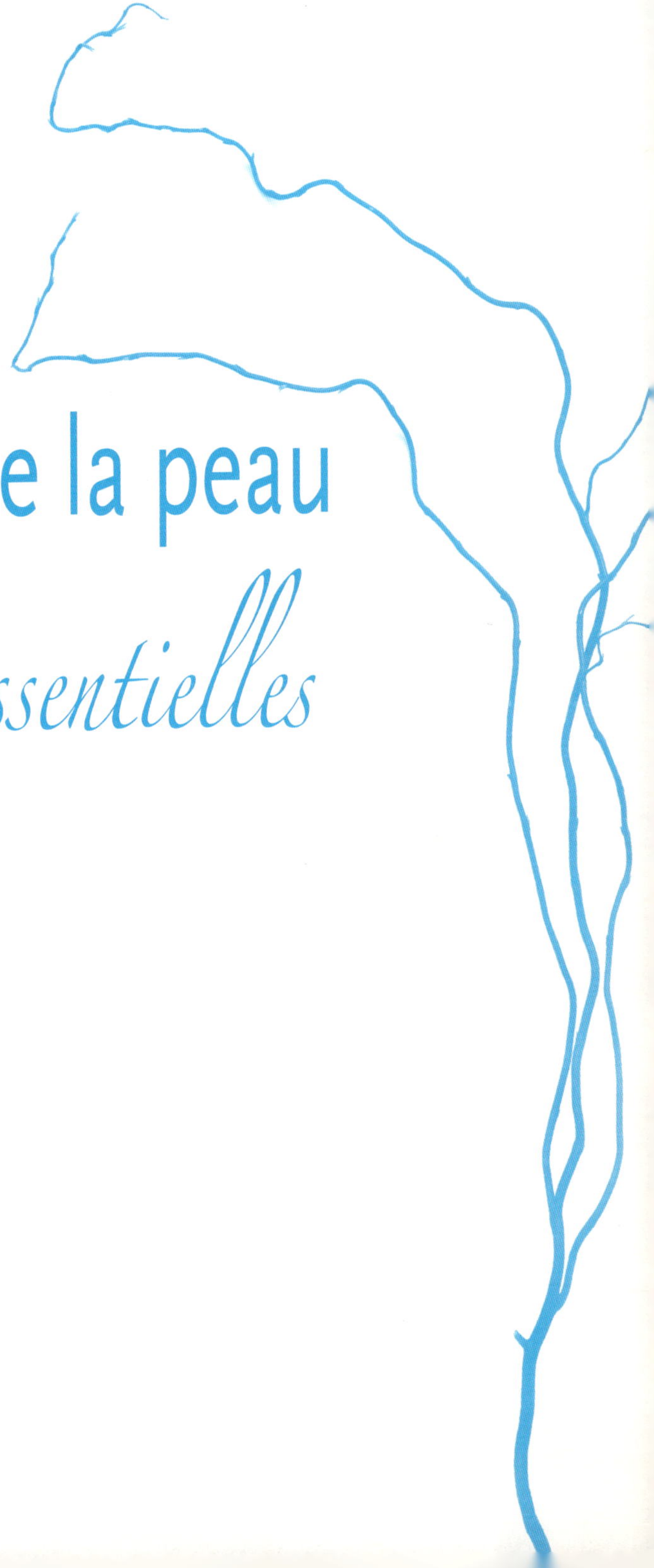

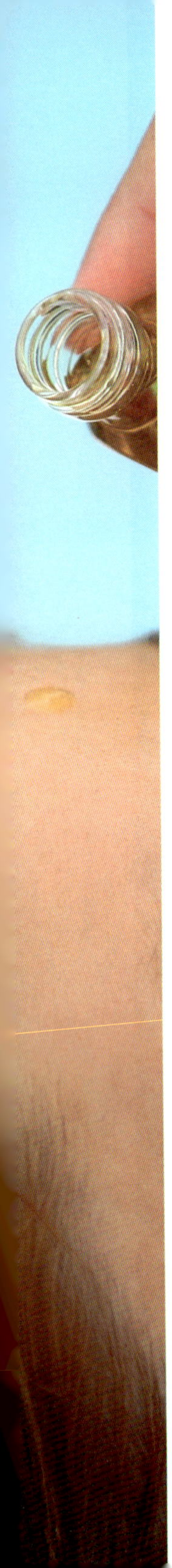

ACNÉ JUVÉNILE

Lotion de nettoyage à l'huile essentielle de Tea-tree et d'Ylang-ylang

H.E.C.T. Tea-tree 1,5 ml
H.E.C.T. Ylang-ylang 0,5 ml
Ess. Pamplemousse
Alcool 90° 1,5 ml
Eau 20 ml ou Hydrolat de Camomille 79 ml

Agiter puis imprégner un coton ou une compresse pour nettoyer la peau matin et soir avant le soin ci-après.

Huile de soin à l'huile essentielle de Tea-tree et de Menthe poivrée

H.E.C.T. Tea-ree 3 ml
H.E.C.T. Menthe poivrée 2 ml
H.E.C.T. Petit grain bigarade 2 ml
H.V. Calendula 3 ml

Sur une acné sévère, point par point, 2 à 3 applications par jour jusqu'à amélioration sensible.

Crème ou émulsion fluide à l'huile essentielle de Palmarosa

H.E.C.T. Palmarosa 2 ml
H.E.C.T. Poivre noir 1 ml
H.E.C.T. Romarin CT Verbénone 1 ml
Crème ou émulsion fluide 46 ml

Sur une acné diffuse, 2 à 3 applications par jour jusqu'à amélioration sensible.

Huile essentielle de Ylang-ylang

Aspect : liquide huileux et opalescent
Couleur : jaune
Odeur : riche, puissante, florale, exotique et balsamique

Description de la plante

Arbre à feuillage persistant, taillé à 3 m de haut en culture mais pouvant atteindre 20 mètres. Les feuilles alternes et coriaces d'un vert vif sont très régulièrement disposées sur de longs rameaux. Les nervures sont très marquées. Les fleurs oscillaires, solitaires ou en grappe, sont composées de 6 longs pétales en lanières, pendants, d'abord blancs puis verdâtres pour virer au jaune. La floraison s'étale sur toute l'année.

Propriétés dermocosmétiques

L'huile essentielle d'ylang-ylang trouve un avantage évident dans sa fragrance puissamment florale. Elle est une référence naturelle pour la parfumerie qui en est la plus grande consommatrice. Son action tonique pour la peau et les phanères (cheveux et ongles) associée à sa propriété sébo-régulatrice lui permet une utilisation pour tous les types de peau et de cheveux. De plus, ses activités sur le tissu nerveux sont un complément utile auprès de toute personne stressée, dépressive ou agitée. L'ylang-ylang est une remarquable harmonisante et rééquilibrante.

Masque capillaire et masque anti-acné. Shampoing pour cheveux ternes et dévitalisés. Élixir coup d'éclat pour peaux stressées et atones. Crème gel pour séborrhée grasse. Composition parfumée pour sels ou huiles de bain. Huile de massage épanouissante.

Un avis d'expert

Si vous aimez, vous en raffolerez. Si vous n'aimez pas, vous vous éloignerez. J'adore ou je déteste. C'est aussi trivial que cela. Une formule superbe pour redonner la tonicité, la brillance et l'éclat des cheveux : H.E. Ylang-ylang 2 ml, H.E. Niaouli 3 ml. Placer 2 gouttes dans la noix de shampoing à chaque lavage.

Aucune remarque particulière ne peut freiner son usage dans les nombreuses formulations de cosmétiques.

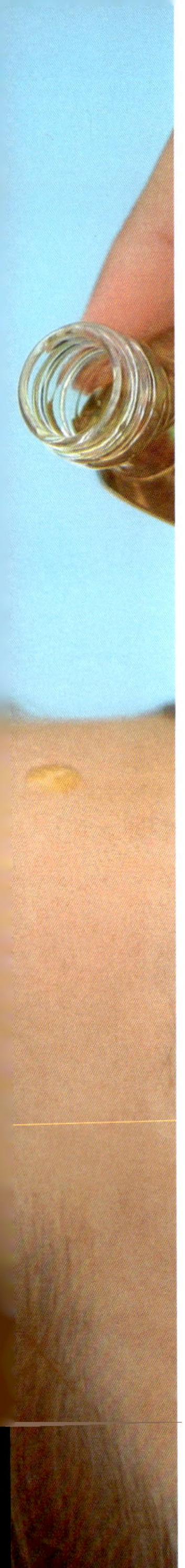

ACNÉ JUVÉNILE (SUITE)

Masque à l'argile verte et à l'huile essentielle de Tea-tree

H.E.C.T. Tea-tree 2 ml
H.E.C.T. Menthe poivrée 1 ml
H.E.C.T. Cèdre de l'Atlas 0,5 ml
H.E.C.T. Géranium rosat cv Égypte 0,5 ml
H.V. Rose musquée du Chili 3 ml
Argile verte 55 g
Hydrolat d'Hélichryse italienne 38 ml

Une application par semaine en couche épaisse, laisser poser pendant 20 minutes puis enlever le masque à l'aide d'éponges humides, en complément des soins ci-avant.

Huile de soin concentrée à la Sarriette des montagnes et à la Sauge officinale

H.E.C.T. Sarriette des montagnes 3 ml
H.E.C.T. Sauge officinale 2 ml
H.E.C.T. Poivre noir 3 ml
H.V. Rose musquée du Chili 2 ml

Sur les boutons les plus enflammés et les plus douloureux, point par point, 4 à 5 applications par jour pendant une semaine.

Les plus : une hygiène de vie alimentaire où les graisses animales (frites, chips, mayonnaise, ...) et les sucres (sodas, ketchup, ...) seront bannis. Un traitement de terrain visant les intestins qui seront « nettoyés » par une cure de 3 semaines d'H.E.C.T. Origan compact en capsules : 1 capsule matin et soir pendant les repas.

Huile essentielle de Tea-tree

Aspect : liquide mobile et limpide
Couleur : incolore à jaune pâle
Odeur : terpinéolée, puissante, fraîche, pas très agréable

Description de la plante

N'ayant aucun lien de parenté avec le thé (*Camellia sinensis*), l'arbre à thé est l'espèce la plus connue des Melaleuca d'Australie. Son écorce est foncée sur le tronc et blanche sur les jeunes rameaux. Ses feuilles sont alternes, longues et lancéolées. Les fleurs blanches en épis montrent un très grand nombre d'étamines. Il apprécie les sols marécageux et se multiplie spontanément. Très résistant, il devient l'épice dominante là où il s'implante.

Propriétés dermocosmétiques

Nul doute que l'emploi de l'arbre à thé se justifie pour tous les troubles où une infection en est la cause. Une lésion, une affection cutanée peut se surinfecter et la récupération ou guérison doit utiliser une huile essentielle anti-infectieuse. Dans ce registre d'activités, l'arbre à thé montre une supériorité flagrante vis-à-vis d'autres huiles essentielles. Elle est, en effet, antivirale, antibactérienne, antifongique et antiparasitaire. C'est ce que les scientifiques appellent un spectre d'activité très large. Sa fragrance n'a rien de particulièrement agréable et ce n'est pas pour son odeur que le formulateur la choisit. C'est un choix par nécessité. Une propriété spécifique de l'arbre a thé est celle d'être radioprotectrice, propriété très attrayante lorsqu'un besoin de protection du tissu cutané contre la nocivité de rayons de tous types est exigé.
Masque anti-acné à l'argile et au tea-tree. Lotion anti-acné. Gel crème contre la gale, teigne, abcès cutané, panaris, acné. Huile essentielle prise en prévention de radiodermite. Lait et crème solaire.

Un avis d'expert

L'arbre à thé ou tea-tree est un remède vieux comme le monde puisque les aborigènes australiens l'utilisaient déjà 40.000 ans avant notre ère pour traiter toutes les dermatoses. C'est dire s'il est incontournable dès qu'une infection se loge dans le tissu cutané. Son odeur tenace et peu sympathique est très bien masquée par une huile essentielle d'ylang-ylang, de quoi préserver l'intérêt curatif de l'arbre à thé tout en n'étant pas incommodé par sa fragrance. Bien qu'il n'y a pas de remarques importantes, l'huile essentielle d'arbre à thé irrite régulièrement les peaux sensibles qui l'auraient employée pure ou sur une longue période. Pour ces types de peau, songeons à la diluer dans une huile végétale.

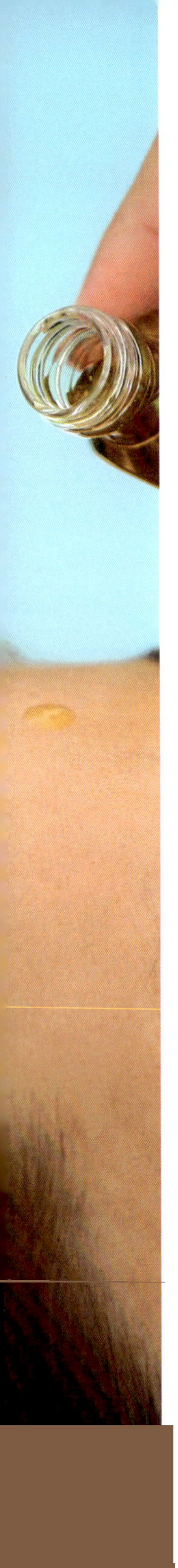

ACNÉ ROSACÉE

Masque à l'argile blanche et à l'huile essentielle de Ciste ladanifère

H.E.C.T. Ciste ladanifère 1,5 ml
H.E.C.T. Genévrier commun 1 ml
Ess. Mandarine 0,5 ml
H.V. Calendula 3 ml
Argile blanche 55 g
Hydrolat de Camomille 39 ml

En couche épaisse sur le visage, ce soin sera effectué une fois par semaine en complément du soin ci-après. Laisser en place pendant 20 minutes puis enlever. À l'aide d'éponges humides.

Crème ou émulsion fluide à l'huile essentielle de Ciste ladanifère

H.E.C.T. Ciste ladanifère 1 ml
H.E.C.T. Genévrier commun 0,5 ml
H.E.C.T. Santal jaune 0,5 ml
Crème ou émulsion fluide 48 ml

Une application matin et soir jusqu'à amélioration sensible ou 2 gouttes du mélange des huiles essentielles seules ajoutées à votre crème adaptogène.

Les plus : un drainage des émonctoires foie-rein-peau sera pratiqué 2 fois par an avec une formule contenant une synergie d'huiles essentielles dépuratives comme le céleri, la carotte et la livèche. Une lotion à base d'hydrolat du ciste ladanifère, d'hélichryse italienne et de camomille noble renforce encore le soin proposé pour l'acné rosacée.

Huile essentielle de Ciste ladanifère

Aspect : liquide fluide et limpide
Couleur : incolore à jaune pâle
Odeur : discrète mais tenace, ambrée

Description de la plante

Petit arbuste buissonnant du pourtour méditerranéen, il présente des feuilles vert-gris luisantes sur la face supérieure, plus ternes et collantes sur la face inférieure. Ses fleurs sont blanches, roses, ou blanches avec un cœur pourpre.

Propriétés dermocosmétiques

Plante reprise dans la Bible et d'autres ouvrages historiques, l'huile essentielle de ciste ladanifère figure pour être des plus efficaces dans les circonstances plutôt sévères. Tel un baume sur le cœur, elle va renforcer la cicatrisation et la régénération cellulaire de la peau, même dans les situations difficiles. Pensons simplement à son emploi pour les ulcères et les escarres pour comprendre son intérêt en dermocosmétique pour des peaux ravagées par l'outrage du temps, par la maladie ou par d'autres agressions brutales. Ses propriétés régénérantes, cicatrisantes, toniques et astringentes cutanées associées à son tropisme pour la circulation sanguine et lymphatique nous poussent à l'utiliser dans des produits ciblés pour une problématique particulière où seules des huiles essentielles d'exception répondront à l'attente de l'utilisateur. Huile essentielle rare et précieuse, nous l'aimons pour « les grands travaux » de réparation de la peau au travers de tout support adapté.
Masque facial et du buste pour une action structurante et tensive face à tout relâchement tissulaire. Crème réparatrice pour les peaux à problèmes, hyper-sèches, ridées, couperosées. Gel tenseur et réparateur pour le contour des yeux. Lotion restructurante pour le corps et le buste. Shampoing réparateur pour cheveux abîmés ou agressés (soleil, mer, ...). Huile de massage pour un apaisement récupérateur tant du corps que de l'esprit.

Un avis d'expert

Rendre la jeunesse et la tonicité à la peau est l'objectif de cette huile essentielle balsamique. Elle couvre, protège et reconstruit « brique après brique » le mur épidermique d'une peau en état de délabrement. Une valeur sûre pour un coup d'éclat ... et la peau enfile un habit neuf. Jeune ou âgée, femme ou homme, même bébé, sèche, hyper-sèche, fissurée, blessée, toutes les peaux trouvent une alliée remarquable dans cette huile essentielle de ciste à la fragrance singulière et unique.

ALLERGIES À RÉPÉTITION

Crème ou émulsion à l'huile essentielle Matricaire
H.E.C.T. Matricaire 1 ml
H.E.C.T. Camomille romaine 0,5 ml
H.E.C.T. Genévrier de Virginie 0,5 ml
H.E.C.T. Oliban (ou encens) 0,5 ml
H.V. Calendula 3 ml
Crème ou émulsion neutre 44,5 ml
Une application 3 fois par jour sur la peau irritée.

Sérum anti-allergie à l'huile essentielle de Katafray et de Tanaisie annuelle
H.E.C.T. Katafray 1 ml
H.E.C.T. Tanaisie annuelle 0,5 ml
H.E.C.T. Camomille romaine 0,5 ml
H.E.C.T. Eucalyptus citronné 0,5 ml
H.E.C.T. Genévrier de Virginie 0,5 ml
H.V. Calendula 5 ml + H.V. Nigelle 7 ml
Une application 3 fois par jour jusqu'à amélioration sensible.

Les plus : la lecture holistique de l'allergie est un excès de défense de l'organisme vis-à-vis du monde extérieur. C'est une situation de rejet poussée à l'extrême et la peau le montre remarquablement bien. L'allergie nous ramène aussi à l'organe clé, le foie. Il est le siège de tous les mécanismes auto-immuns face aux allergènes des plus variés. L'alimentation (laitages) et les médicaments (vaccins) sont autant de causes favorisant les états allergiques. Une superbe action de terrain se rencontre par la prise par voie orale d'une capsule d'Estragon 3 fois par jour en prévention pendant toute la durée du risque allergique. En phase aiguë, il convient de doubler la dose préventive de cette même capsule d'Estragon.

Huile essentielle d'Oliban (encens)

Aspect : liquide fluide et mobile
Couleur : incolore à jaune très pâle
Odeur : caractéristique de l'encens

Description de la plante

Ce petit arbre à feuilles caduques d'une hauteur de 2 à 8 m possède des feuilles composées, rassemblées en touffes au bout des branches. Les petites fleurs d'un blanc jaunâtre apparaissent en racèmes à l'aisselle des feuilles. Les fleurs sont composées de 5 pétales, de 10 étamines. L'encens pousse dans des régions arides, semi-désertiques du Nord-Est de l'Afrique : Somalie, Éthiopie, Yémen. La résine est récoltée en pratiquant une incision peu profonde dans le tronc et en retirant une étroite bande d'écorce. Il s'en écoule un suc laiteux, qui coagule au contact de l'air et que l'on peut mettre à brûler.

Propriétés dermocosmétiques

L'action cicatrisante mérite que l'on puisse y songer dans les dermatoses les plus variées mais l'intérêt de l'encens pour la peau se trouve à un tout autre niveau car il s'agit bien de l'action subtile de l'encens sur les états d'âme dont il est question. Un trouble cutané n'est-il pas l'expression d'une émotion et l'on pourrait souvent parler des chagrins de la peau. Dans ce contexte, l'encens tient ses promesses pour les personnes « grises », déprimées, en souffrance morale qui trouveraient avantage en se détachant de la basse matérialité de notre monde tout en se rapprochant de la lumière de l'être supérieur. Ne parle-t-on de l'encens des dieux dans toutes les civilisations et cultes du monde entier.
Massage pour l'élévation de soi. Soin des peaux « torturées » (psoriasis, lupus). Huile capillaire pour le chakra coronal.

Un avis d'expert

La peau est ce cerveau étalé des émotions jalonnant notre histoire personnelle. Le fardeau est parfois lourd, trop lourd à porter. Alors, l'encens est de bon conseil et vous offre une force divine pour surpasser les souffrances et atténuer les cicatrices de l'âme et de l'esprit. Posséder l'encens, c'est en posséder les pouvoirs de détachement nécessaire pour (enfin) vous autoriser à vivre votre vie.
Il n'y a aucun interdit à l'emploi de l'encens sauf, peut-être, prendre le temps de « revenir sur terre » après en avoir profité.

CELLULITE AVEC ADIPOSITÉS

Huile de massage à l'huile essentielle de Pamplemousse et de Cèdre de l'Atlas

Ess. Pamplemousse 3 ml
H.E.C.T. Cèdre de l'Atlas 3 ml
H.E.C.T. Cyprès de Provence 2 ml
H.E.C.T. Eucalyptus citronné 3 ml
H.E.C.T. Genévrier de Virginie 3 ml
H.E.C.T. Cannelle de Ceylan (écorce) 1 ml
H.V. Rose musquée du Chili 15 ml
H.V. Jojoba 20 ml

Une application matin et soir jusqu'au résultat souhaité.

Sérum zone rebelle à l'huile essentielle de Cannelle de Ceylan

H.E.C.T. Cannelle de Ceylan (écorce) 2 ml
H.E.C.T. Cèdre de l'Atlas 3 ml
H.E.C.T. Sauge officinale 3 ml
Ess. Orange amère 3 ml
H.V. Rose musquée du Chili 19 ml

Une application matin et soir jusqu'au résultat souhaité.

Les plus : hygiène de vie où l'alimentation et l'activité physique sont les clés d'une guérison de la cellulite avec adiposités. Le soin local se doit d'être complété par la prise orale de draineurs hépatiques et intestinaux.

Huile essentielle de Cannelle de Ceylan

Aspect : liquide mobile, parfois peu transparent
Couleur : jaune ambré à brun foncé
Odeur : caractéristique de la cannelle, de sa molécule principale chaude et exotique

Description de la plante

À l'état sauvage, le cannelier de Ceylan est un arbre de 10 à 15 mètres à feuilles persistantes, opposées, coriaces de 10 à 15 cm de long avec 3 nervures principales. Formés de branches nombreuses, il possède une écorce épaisse et rugueuse, des inflorescences en grappes de fleurs blanchâtres et régulières. Le fruit est une baie semblable à celle du laurier. Il aime la pluie et la chaleur et apprécie les sols légers et riches.

Propriétés dermocosmétiques

L'huile essentielle de l'écorce de cannelle de Ceylan possède une action anti-infectieuse tellement puissante et à large spectre d'action que tous les agents pathogènes (virus, bactéries, fongi, parasites) seront sensibles et détruits par cette référence aromatique hors pair. Elle se positionne naturellement pour combattre les dermatoses infectieuses : verrues, mycoses de l'ongle et sous l'ongle, abcès, furoncles, arthrose, ... De plus, son activité dermocaustique permet, en dilution adéquate, une vasodilatation des vaisseaux capillaires sanguins périphériques par une action franchement échauffante. Activateur métabolique général, elle facilite grandement la consommation des lipides accumulés dans la structure cutanée. Nous la surnommons régulièrement « un mange graisse ». Elle trouve dès lors une place naturelle lorsqu'il convient d'affiner la silhouette par des applications locales en synergie avec d'autres huiles essentielles complémentaires. Son action échauffante locale substitue le traditionnel gant de crin dont elle offre le même résultat mais d'une manière beaucoup plus agréable, ne fusse que par son odeur gourmande.

Un avis d'expert

La contrainte absolue de l'emploi de cette huile essentielle connue depuis plus de 5000 ans pour ses pouvoirs étonnants est la nécessité de diluer cette quintessence afin qu'elle ne dépasse jamais 10% dans une synergie. Une autre limite est le risque d'allergie locale qu'elle peut générer auprès des personnes dont le terrain allergique est connu. Ces personnes devront préalablement à tout emploi faire un test de tolérance cutanée avec une dilution à maximum 10% de cette huile essentielle d'écorce de Cannelle de Ceylan.

CELLULITE SANS ADIPOSITÉS

Gel à l'huile essentielle d'Hélichryse italienne
H.E.C.T. Hélichryse italienne 3 ml
H.E.C.T. Lemongrass 2 ml
H.E.C.T. Poivre noir 2 ml
H.V. Argan 3 ml
H.V. Rose musquée 3 ml
Gel neutre 87 ml

Une application matin et soir pendant un mois.

Sérum anticellulite à l'huile essentielle de Poivre noir
H.E.C.T. Poivre noir 2 ml
H.E.C.T. Genévrier commun 2 ml
H.E.C.T. Eucalyptus citronné 2 ml
H.E.C.T. Cyprès de Provence 1 ml
H.E.C.T. Hélichryse italienne 1 ml
H.V. Millepertuis 2 ml

Sur les zones localisées, quelques gouttes matin et soir jusqu'à amélioration sensible.

Les plus : la cellulite sans adiposités montre une défaillance du tissu cutané dont l'état inflammatoire demande d'urgence une nutrition adaptée où principalement, les acides gras polyinsaturés de la série des oméga 3 doivent être consommés pour améliorer la détresse de la peau. Les huiles végétales de colza, lin, rose musquée, périlla, noix, chanvre ainsi que les huiles de poisson (anchois, sardines, maquereaux, krill, ...) sont les aliments de la peau et en être carencés conduit inéluctablement à des troubles cutanés visibles. Autant prévenir que guérir.

Huile essentielle de Genévrier commun

Aspect : liquide mobile et limpide
Couleur : incolore à jaune-vert
Odeur : légèrement boisée, agréable et typique

Description de la plante

Le genre botanique des genévriers comporte un grand nombre d'espèces et de variétés. Cet arbre de 4 à 12 mètres supporte les sols pauvres jusqu'à 4000 mètres d'altitude. L'écorce est filandreuse grise brunâtre. Il produit des baies vertes, appelées galbules, qui virent au bleu puis au noir à maturité. Les fleurs se présentent sous la forme de très petits chatons à la base des feuilles vers le milieu des jeunes rameaux.

Propriétés dermocosmétiques

L'huile essentielle du genévrier commun apporte une activité anti-inflammatoire remarquable et se rencontre dans toutes les synergies pour cette propriété tant au niveau de la peau que pour les troubles circulatoires, articulaires, musculaires, nerveux et tendineux où l'inflammation se doit d'être combattue. De plus, d'autres propriétés viennent compléter son action anti-inflammatoire. Elle est en effet antalgique, diurétique et drainante de résidus et toxines rénales. L'association combinée de toutes ces actions donne au genévrier commun une place importante dans les états inflammatoires cutanés des plus variés. Ainsi, une crème contre l'eczéma, un gel contre l'herpès, un masque contre l'acné ou un excès de séborrhée du cuir chevelu, une huile de base contre la rétention d'eau, un élixir ou un sérum contre la cellulite sont autant de situations où cette huile essentielle méritera sa présence pour le plus grand plaisir de l'utilisatrice. Pour un patient « pollué », l'huile essentielle de genévrier commun peut s'administrer par voie orale afin d'éliminer et drainer les toxines et les résidus, organiques ou non.

Un avis d'expert

Sur toute cellulite importante, enflammée et douloureuse, 3 gouttes H.E. Genévrier commun, 3 gouttes H.E. Hélichryse italienne, 3 gouttes Ess. Pamplemousse, 5 gouttes H.E. Cèdre de l'Atlas mélangées avec 30 gouttes d'huile végétale de Pépins de raisin montre une efficacité étonnante pour autant que l'utilisatrice masse les zones cellulitiques 2 fois par jour.
Il n'y a pas de restriction majeure à l'utilisation de cette huile essentielle que nous rencontrons régulièrement dans les synergies anti-inflammatoires.

CERNES SOUS LES YEUX

Crème ou émulsion fluide à l'huile essentielle de Lentisque pistachier
H.E.C.T. Lentisque pistachier 1 ml
H.E.C.T. Cyprès de Provence 0,5 ml
H.E.C.T. Carotte cultivée 0,5 ml
H.E.C.T. Hélichryse italienne 0,5 ml
H.V. Calophylle inophylle 2 ml
Crème ou émulsion fluide 45,5 ml

Une application matin et soir jusqu'à amélioration sensible.

Sérum anticernes à l'huile essentielle de Lentisque pistachier
H.E.C.T. Lentisque pistachier 1 ml
H.E.C.T. Hélichryse italienne 1 ml
H.E.C.T. Cyprès de Provence 3 ml
H.V. Argan 3 ml
H.V. Jojoba 4 ml

Une application matin et soir jusqu'à amélioration sensible.

Huile essentielle de Lentisque pistachier

Aspect : liquide fluide et limpide
Couleur : jaune vert à jaune brun
Odeur : rémanente caractéristique de l'huile essentielle

Description de la plante

Cet arbrisseau aromatique toujours vert présente des feuilles pennées, opposées, s'élargissant vers la pointe. Les folioles luisantes et coriaces portent une nervure centrale profonde. Au printemps, la plante porte des grappes de fleurs vert pâle et par la suite des fruits rouges à noirs. L'écorce est incisée pour sa résine, le mastic, que l'on mâche pour rafraîchir l'haleine. Il préfère aussi les rivages marins dont il parfume l'atmosphère lors des chaudes journées d'été.

Propriétés dermocosmétiques

L'huile essentielle de lentisque pistachier est une très grande référence circulatoire (une des meilleures !). Non seulement décongestionnante veineuse et lymphatique, cette huile essentielle est aussi tonique du retour veineux et lymphatique. Antiphlogistique (anti-inflammatoire et désinfiltrante), antiprurigineuse et antihistaminique, le lentisque pistachier agira sur tous les états congestionnés, enflammés et douloureux quel que soit la localisation. *Soin capillaire pour la repousse du cheveu. Sérum décongestionnant anti-œdémateux. Huile de soin pour varicosités, couperose, varices. Huile de massage drainante.*

Un avis d'expert

Que la peau soit bouffie, congestionnée, infiltrée, prurigineuse, allergique, ... par quelques causes externes (piqûres, allergies, troubles circulatoires) et le lentisque pistachier est votre huile essentielle. Aux côtés de l'hélichryse italienne et du cyprès de Provence, la synergie sera d'une redoutable efficacité dans ces situations pathologiques.

Dans une formule à usage dermocosmétique, il n'y a pas de contre-indications formelles à son emploi, d'autant plus qu'elle est remarquablement bien tolérée par la peau.

CHEVEUX À PELLICULES SÈCHES OU GRASSES

Huile apaisante et tonifiante au Ahibero

H.E.C.T. Ahibero 2 ml
H.E.C.T. Niaouli 1 ml
H.E.C.T. Romarin CT camphre 1 ml
H.E.C.T. Lemongrass 1 ml
H.V. Rose musquée du Chili 25 ml

Appliquer 8 gouttes de la synergie sur le cuir chevelu ; laisser agir pendant 10 à 15 minutes puis utiliser un shampoing doux biologique.

CHEVEUX ABÎMÉS

Huile réparatrice à l'Ylang-ylang

H.E.C.T. Ylang-ylang 1 ml
H.E.C.T. Niaouli 1 ml
H.E.C.T. Matricaire 1 ml
H.E.C.T. Hélichryse italienne 1 ml
H.V. Millepertuis 16 ml
H.V. Argan 10 ml

Appliquer 8 à 12 gouttes de la synergie sur les cheveux, laisser agir pendant 10 à 15 minutes puis utiliser un shampoing doux biologique.

Huile essentielle de Lemongrass

Aspect : liquide fluide et transparent
Couleur : jaune clair à jaune plus foncé
Odeur : citronnée, agréable, ronde

Description de la plante

Selon l'origine géographique, le nom botanique change mais nous avons toujours une plante à tiges bulbeuses en touffes devenant des feuilles en lames, longues, bleu-vert à forte odeur de citron. La feuille a un pli central et montre des anneaux lorsque l'on coupe la tige. La plante préfère les lieux tropicaux ouverts, un sol sec et montre une panicule ramifiée de fleurs.

Propriétés dermocosmétiques

L'huile essentielle de lemongrass est une excellente base qui pourrait être commune à de nombreuses préparations cutanées. Ses activités anti-inflammatoires calment toutes les éruptions, les rougeurs, les irritations de l'épiderme mais plus encore au niveau des téguments des couches profondes de la peau. Son action atteint aussi les muscles, les tendons et les articulations. Calmante et apaisante cutanée, elle en assure le caractère sain, entre autres par sa propriété antifongique importante et plus précisément vis-à-vis des levures du genre Candida. Sa fragrance fraîche et citronnée est perçue positivement et renforce son attrait pour nombre de synergies.

Gel anti-rougeur. Lotion adoucissante anti-eczémateuse. Gel ou huile anti-cellulitique. Élixir de correction des irritations cutanées. Crème antimycosique.

Un avis d'expert

Un produit calmant, apaisant, sédatif cutané pour toutes les rougeurs se compose idéalement de 2 gouttes H.E. Lemongrass, 1 goutte H.E. Hélichryse italienne, 1 goutte H.E. Ciste ladanifère, 1 goutte H.E. Matricaire, 50 gouttes H.V. de macération Calendula ; 3 applications par jour sur les peaux abîmées, même celles du bébé, de la femme enceinte et toutes les autres peaux hypersensibles.

Toujours dilué dans une huile végétale ou dans d'autres huiles essentielles, il n'y a pas de risques à l'emploi de cette huile essentielle retenue par la santé globale de la peau.

CHEVEUX GRAS

Huile séborégulatrice au Romarin CT verbénone
H.E.C.T. Romarin CT verbénone 2 ml
H.E.C.T. Menthe des champs 1 ml
H.E.C.T. Ciste ladanifère 1 ml
H.E.C.T. Litsée citronnée 1 ml
H.V. Jojoba 10 ml
H.V. Colza 15 ml

Appliquer 8 gouttes de la synergie sur le cuir chevelu, laisser agir pendant 10 à 15 minutes puis utiliser un shampoing doux biologique.

CHEVEUX SECS À TRÈS SECS

Huile nutritive intense à la Camomille noble
H.E.C.T. Camomille noble 2 ml
H.E.C.T. Katafray 2 ml
H.E.C.T. Niaouli 0,5 ml
H.E.C.T. Ylang-ylang 0,5 ml
H.V. Avocat 10 ml
H.V. Argan 15 ml

Appliquer 8 à 12 gouttes de la synergie sur les cheveux, laisser agir pendant 10 à 15 minutes puis utiliser un shampoing doux biologique.

Huile essentielle de Niaouli

Aspect : liquide mobile et limpide
Couleur : incolore à jaune très pâle
Odeur : cinéolée, fraîche

Description de la plante

Cet arbuste peu exigeant d'une hauteur maximale de 15 mètres présente un tronc droit portant des rameaux retombant. Lorsqu'on le coupe, il rejette facilement de la souche. Il s'adapte très bien aux conditions du milieu où il croît. Grâce à son écorce très épaisse, il possède des propriétés ignifuges exceptionnelles. Les branches sont claires, jaune-rougeâtre et ponctuées de lenticelles sombres plus âgées. Les feuilles sont lancéolées, alternes, à limbe trinerve ou pentanerve, vert foncé. Les inflorescences sont terminales, les fleurs sont groupées par 2 ou 3, d'une couleur jaunâtre due à la présence de très nombreuses étamines, pour une floraison en janvier. Molécules biochimiques majoritaires oxydes terpéniques : 1,8 cinéole ; alcools terpéniques : alpha terpinéol.

Propriétés dermocosmétiques

L'huile essentielle de niaouli bénéficie d'une excellente réputation en dermocosmétique car ses propriétés sont très variées. Jugez-en plutôt : anti-infectieuse, phlébotonique, lymphotonique, radioprotectrice, astringente et tonique cutanée, immuno-modulante ... Elle peut être retenue dans le cadre de nombreuses dermatoses infectieuses, cicatricielles et circulatoires. Tant au niveau de la peau que des phanères (ongles et cheveux), elle a la capacité de renforcer et de protéger les structures cutanées.
Soin capillaire pour cheveux fins et ternes. Sérum préventif de radiodermites. Soin anti-verrues. Gel anti-herpétique (boutons de fièvre). Lotion circulatoire jambes lourdes. Sérum anti-acné.

Un avis d'expert

Huile essentielle reconnue depuis des décennies, le niaouli est une incontournable de toute pharmacie aromatique. Nous pourrions presque la qualifier de panacée universelle tant son emploi est fréquent pour nombre de petits bobos. Très bien tolérée par la peau, seule sa fragrance pourrait déranger un peu celui qui ne serait pas coutumier de cette référence. Le cajeput, un autre Melaleuca, lui ressemble fortement et pourrait la substituer. Pour un emploi en dermocosmétique, il n'y a pas le moindre risque rattaché à l'huile essentielle de niaouli.

CICATRICES PROFONDES

Sérum concentré
H.E.C.T. Hélichryse italienne 2 ml
H.E.C.T. Ciste ladanifère 1 ml
H.E.C.T. Katafray 2 ml
H.E.C.T. Myrte vert CT cinéole 1 ml
H.V. Argan 4 ml

Ce mélange se pose 3 fois par jour sur la zone cicatricielle jusqu'à amélioration sensible.

Les plus : une fois de plus, toute lésion cutanée aura grandement besoin de trouver dans l'organisme tous les éléments nutritionnels pour une récupération rapide et efficace. Il faut à nouveau se tourner vers un produit Omega3 – Q10, aliment de base pour une peau resplendissante et en pleine santé.

CICATRICES SUPERFICIELLES

H.E.C.T. Hélichryse italienne 1 ml
H.E.C.T. Lavande aspic 2 ml
H.E.C.T. Bois de rose 2 ml
H.V. Millepertuis 5 ml

Trois applications locales par jour pendant 10 jours viendront à bout de toute cicatrice superficielle récente.

Les plus : pour éviter toutes les traces cicatricielles, il convient d'éviter leur exposition au soleil. Dans ces conditions, l'huile végétale de macération de millepertuis apporte ses nombreux atouts : décongestion, cicatrisation, lutte contre la douleur et l'inflammation.
Rappelons à nouveau qu'elle est photosensibilisante et qu'une exposition au soleil de la peau qui est traitée par elle est à proscrire formellement.

Huile essentielle de Lavande aspic

Aspect : liquide mobile et limpide
Couleur : incolore à jaune très pâle
Odeur : celle de la lavande avec une note camphrée et cinéolée

Description de la plante

Plus méridionale que la lavande vraie, elle apprécie la garrigue, les coteaux arides et calcaires proches de la mer. Très présente en Espagne et au Portugal, elle pousse jusqu'à 800 mètres d'altitude. La lavande aspic pousse en touffes allongées. Ses feuilles allongées et spatulées sont situées à la base de la tige. La hampe florale (70 à 80 cm) est ramifiée et trifurquée. Elle porte une inflorescence en épis terminaux et la floraison, plus tardive que les autres lavandes, a lieu vers la fin août. Elle est successive pour chaque fleur et sa cueillette se pratique en septembre.

Propriétés dermocosmétiques

Son action est différente de celle des autres lavandes. Elle est une bonne anti-infectieuse et une superbe cicatrisante. Elle possède de surcroît une propriété antalgique très performante. Ses principales propriétés la désignent pour toutes les infections fongiques, virales et bactériennes du tissu cutané : mycoses buccales, pied d'athlète, candidoses, mycoses du cuir chevelu, acnés, ulcères variqueux mais aussi les soins en urgence de toutes les brûlures, abcès. Pour toutes ses caractéristiques, l'huile essentielle de lavande aspic sera un superbe choix pour les dermatoses infectieuses quelque soit la nature du pathogène.
Masque anti-acnéique. Bain de bouche. Shampoing pour états pelliculaires. Sérum concentré pour plaies cutanées.

Un avis d'expert

L'huile essentielle de Lavande aspic est surprenante d'efficacité sur les brûlures de tous types. En cas de brûlure, il est entendu qu'il faille refroidir la lésion sous eau fraîche pendant 5 minutes minimum. Appliquer ensuite le nombre de gouttes de Lavande aspic, pure, pour couvrir la brûlure et répéter l'opération tous les ¼ heures pendant 2 heures. En procédant d'une manière aussi rapide, le patient ne peut être que « bluffé » par le résultat obtenu. Cette huile essentielle sera « magique » sur toutes les piqûres d'insectes ou autres animaux venimeux.
La concentration de camphre (cétone) n'est pas suffisamment élevée pour générer le moindre risque de toxicité par application cutanée. Nous pourrons donc l'utiliser très largement pour toutes les situations d'urgence qui nécessiteraient son emploi.

COUPEROSE

Crème ou émulsion fluide à l'huile essentielle de Cyprès de Provence
H.E.C.T. Cyprès de Provence 1 ml
H.E.C.T. Genévrier de Virginie 0,5 ml
H.E.C.T. Patchouli 0,2 ml
H.E.C.T. Ciste ladanifère 0,2 ml
H.V. Carotte 2 ml
Crème ou émulsion fluide 46 ml

Une application matin et soir jusqu'à amélioration sensible.

Les plus : ce trouble circulatoire nous oriente clairement vers l'organe foie qu'il convient de décongestionner avec la prise sous la langue d'une goutte de lédon du Groenland matin et soir, 5 jours sur 7, pendant 8 semaines. À répéter 2 fois par an.

Huile essentielle de Genévrier de Virginie

Aspect : liquide fluide et limpide
Couleur : incolore et jaune très clair
Odeur : fraîche, légèrement boisée, proche du genévrier commun

Description de la plante

Cette cupressacée trouve son origine dans l'ère glaciaire et montre sa capacité d'adaptation tant au froid qu'à la chaleur. Elle apprécie les terrains ensoleillés, secs, marécageux ou humides. Ce petit arbre rameux, pourvu d'un tronc à écorce rugueuse et grisâtre, porte des branches dressées qui sont dotées de feuilles (aiguilles) rigides, persistantes, vert glauque. Plante dioïque, il existe des pieds mâles coniques et des pieds femelles étalés. Ces derniers portent de petites fleurs à l'aisselle des feuilles qui deviendront de petites baies d'abord vertes puis noires bleutés. Le genévrier apprécie les sols bien drainés, calcaires, rocailleux et exposés en plein soleil.

Propriétés dermocosmétiques

L'activité du genévrier de Virginie ne doit pas être confondue avec celle du genévrier commun. En effet, la biochimie aromatique est bien différente et l'huile essentielle du genévrier de Virginie montre une priorité d'action sur le réseau circulatoire, sanguin et lymphatique. Il est un des rares à développer une action phlébotonique et lymphotonique (activateur du retour veineux et lymphatique) grâce à sa propriété œstrogen-like mais encore grâce à une action décongestionnante, désinfiltrante veineuse et lymphatique. Si nous y ajoutons une bonne activité anti-inflammatoire, nous la placerons immanquablement dans de nombreux troubles circulatoires disgracieux.
Huile de massage pour les jambes lourdes et congestion des membres inférieurs. Sérum concentré pour la couperose. Gel concentré pour les varicosités. Gel apaisant contre les affections eczémateuses.

Un avis d'expert

Un nombre important d'huiles essentielles montrent des actions superbes sur la circulation veineuse et lymphatique mais peu d'entre elles possèdent un équilibre moléculaire réparti de manière uniforme entre les sesquiterpènes et les sesquiterpénols. L'huile essentielle de genévrier de Virginie est à la fois tonique veineuse et décongestionnante veineuse. Sa limite d'emploi tient à cette même action, à savoir qu'il est contre-indiqué pour toute patiente souffrant d'une pathologie cancéreuse diagnostiquée hormono-dépendante.

ECZÉMA DE CONTACT

H.E.C.T. Matricaire 1 ml
H.E.C.T. Menthe des champs 1 ml
H.E.C.T. Camomille noble 1 ml
H.E.C.T. Lemongrass 1 ml
H.E.C.T. Hélichryse italienne 1 ml
H.E.C.T. Katafray 1 ml
H.V. Calendula 10 ml
H.V. Calophylle inophylle 5 ml
H.V. Noyaux d'abricot 80 ml

Trois applications par jour de quelques gouttes de la synergie proposée jusqu'à amélioration sensible.

Les plus : éviter bien entendu le contact avec la matière à l'origine de cette réaction cutanée inflammatoire. Drainer aussi tous les émonctoires avec une cure de Pranadraine : une dose le matin dans le jus de fruits pendant trois semaines. A répéter au minimum 2 fois par an.

Huile essentielle de Camomille noble

Aspect : liquide mobile et limpide
Couleur : jaune pâle
Odeur : florale, léger parfum de pomme

Description de la plante

Originaire d'Europe occidentale et méridionale, cette plante herbacée velue, vivace et cultivée présente des feuilles vert blanchâtres, très finement divisées, des capitules terminaux hémisphériques jaunes or et des pétales blancs. La récolte a lieu de juillet à septembre selon la floraison. Elle apprécie les sols légers et sablonneux.

Propriétés dermocosmétiques

Dédiée au dieu égyptien Râ (le soleil dont elle est le parfait miroir végétal), l'huile essentielle de camomille noble ou romaine apporte à la peau une luminosité rayonnante par son action calmante, apaisante, relaxante. La peau détendue se fait lisse et douce et exprime la sérénité d'un être en harmonie avec ses émotions. Son action calmante du tissu nerveux se retrouve aussi au niveau cutané dont elle élimine le stress oxydatif. Ses propriétés anti-inflammatoires reconnues lui permettent de lutter contre toutes les dermatoses enflammées qu'elles soient accompagnées de démangeaisons, de prurit ou non. Cette huile essentielle est une valeur sûre de toute cosmétique intelligente dans la mesure où elle agit indistinctement sur la peau et sur le système nerveux en les rééquilibrant. Quand on connaît la relation étroite et intime entre ces deux tissus jumeaux, nous comprenons instantanément la place importante que tient l'huile essentielle de camomille noble ou romaine pour toutes les souffrances, physiques et morales.

Un avis d'expert

Sur toute peau irritée du bébé, une goutte H.E. Camomille noble mélangée à 5 gouttes H.V. Calendula appliquée localement 3 fois par jour apporte un soulagement rapide.
Aucune restriction à l'utilisation de cette huile essentielle qui trouve même sa place dans le soin des peaux sensibilisées lors de la grossesse.

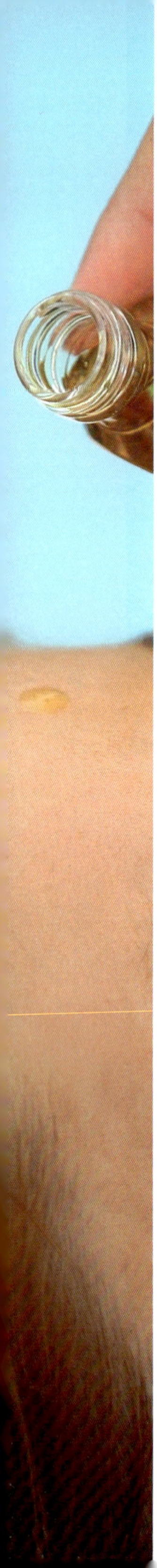

ENGELURES

Crème fluide au Cyprès de Provence et à l'huile de Millepertuis
H.E.C.T. Cyprès de Provence 1 ml
H.E.C.T. Lentisque pistachier 0,5 ml
H.E.C.T. Katafray 0,5 ml
H.E.C.T. Hélichryse italienne 0,3 ml
H.V. Millepertuis 5 ml
Crème fluide 43 g

Deux à trois applications locales par jour jusqu'à la guérison. L'engelure est un problème circulatoire qui nous ramène au foie. Une alimentation avec moins de viandes rouges, laitages, épices et alcool est fortement recommandée auprès de ces personnes.

Huile essentielle de Katafray

Aspect : liquide mobile et limpide
Couleur : jaune clair à orangé
Odeur : balsamique, boisée, agréable

Description de la plante

Arbuste à port élancé d'une hauteur de 2 à 15 m et d'un diamètre de 20 cm, il est présent à l'Ouest et le Sud de Madagascar dans les forêts tropophiles et xérophiles jusqu'à 900 m d'altitude. Son écorce est rugueuse, légèrement crevassée, grisâtre à brunâtre. Ses feuilles sont composées et pennées, ses inflorescences sont en panicules ramifiées, pubérulentes, grisâtres. Les fleurs jaunâtres ont 5 sépales charnus et poilus, 5 pétales imbriqués, 5 étamines et un ovaire à 5 loges. Les fruits sont des capsules vertes puis noires à maturité, déhiscentes à 5 valves contenant chacune une graine oblongue, ailée. La période de floraison et de fructification s'étale de septembre à décembre.

Propriétés dermocosmétiques

Le katafray est encore une huile essentielle dont les molécules montrent une activité anti-inflammatoire et décongestionnante superbe. D'autres propriétés complètent ce tableau attrayant : antiprurigineuse et antihistaminique. De ce fait, l'huile essentielle de katafray semble parfaite pour la gestion de tous les troubles cutanés irrités : allergies, eczéma, psoriasis, prurit, acné, rougeurs diffuses, ... Cette nouvelle valeur sûre de l'aromathérapie appliquée à la dermocosmétique intelligente connaîtra à l'avenir un succès bien mérité.
Gel crème pour la couperose et les varicosités. Soin concentré pour l'acné juvénile et l'acné rosacée. Baume traitant pour le psoriasis et les peaux enflammées. Talc ou crème anti-eczémateuse. Gel calmant pour les démangeaisons.

Un avis d'expert

L'innovation n'est pas uniquement technologique mais aussi naturelle. Le cedrelopsis ou katafray en est le parfait exemple. Je l'ai apprivoisée et jamais elle ne m'a déçu. Cette trouvaille végétale met en avant les potentialités des plantes encore méconnues. Elles révèlent petit à petit leur secret aux passionnés en quête de découverte originale. Nul doute que Madagascar nous apportera son lot de bonnes surprises dans ce domaine.
Toutes les huiles essentielles caractérisées par cette classe moléculaire offrent une garantie totale d'innocuité. Elles s'appliquent donc à tous types de peaux : jeune ou mature, sensible ou normale, saine ou irritée.

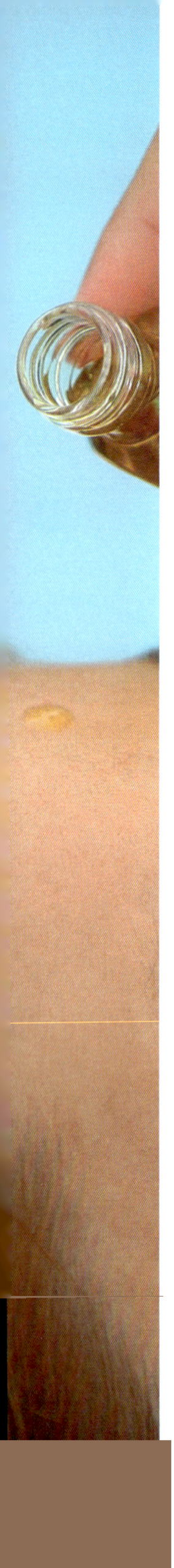

FERMETÉ DU BUSTE

Gel à la Rose de Damas et à l'huile d'Argan

H.E.C.T. Rose de Damas 0,2 ml
H.E.C.T. Myrte vert 1 ml
H.E.C.T. Sauge officinale 1 ml
H.E.C.T. Sauge sclarée 1 ml
H.E.C.T. Menthe des champs 1 ml
H.V. Argan 8 ml
Gel neutre 88 g

Une application locale le matin en partant de la base du sein et en remontant vers le haut.

Attention ! Il convient d'interdire l'emploi de cette application auprès des patientes diagnostiquées avec un cancer œstrogéno-dépendant. Ce principe de précaution est un devoir de réserve face aux sauges dont l'action hormonale est bien connue.

Huile essentielle de Sauge officinale

Aspect : liquide mobile et limpide
Couleur : incolore ou jaune pâle
Odeur : caractéristique de la sauge

Description de la plante

Sous-arbrisseau de 30 à 70 cm à tige velue, à grandes feuilles oblongues, vert blanchâtre, persistantes et épaisses à grandes fleurs bleues violacé disposées en épis terminaux. La sauge est celle qui sauve (*salvare* en latin signifie « sauver »). Elle garde encore de nos jours sa très vieille réputation depuis que l'école de médecine de Salerne en avait fait l'éloge. « Sauge en ton jardin, n'a point besoin de médecin ».

Propriétés dermocosmétiques

Ce sont les cétones prépondérantes dans l'huile essentielle de sauge officinale qui font les propriétés utilisables pour les soins du tissu cutané. Leur action est clairement lipolytique, mucolytique, kératolytique. Les applications couvriront les amas adipeux, la cellulite à peau d'orange, les lipomes et kystes graisseux. D'autres emplois de sauge officinale sont recommandés : hyperséborrhée, cheveux gras, acné sur peau grasse. Son action kératolytique la rend exfoliante et trouve une utilisation desquamantante sur les chéloïdes ou autres épaississements cornéens. Elle possède encore une action antifongique complémentaire à celle d'autres huiles essentielles qui entreraient en synergie.

Un avis d'expert

L'action mucolipolytique de la sauge officinale lui permet d'être efficace dans une synergie pour résorber et éliminer un kyste graisseux. Voici le mélange : H.E. Sauge officinale 3 ml, H.E. Romarin CT Camphre 3 ml, H.E. Cèdre de l'Atlas 2 ml, H.E. Menthe des champs 1 ml, H.E. Ciste ladanifère 1 ml ; 2 à 3 gouttes localement 3 fois par jour pendant un mois.

L'huile essentielle de sauge officinale est interdite de vente libre pour l'excellente raison que sa neurotoxicité et le risque d'avortement sont bien réels selon les doses, les teneurs et les voies d'administration. Elle est totalement contre-indiquée chez la femme enceinte ou allaitante.

JAMBES LOURDES

H.E.C.T. Cèdre de l'Atlas 2 ml
H.E.C.T. Lentisque pistachier 1 ml
H.E.C.T. Hélichryse italienne 1 ml
H.E.C.T. Menthe des champs 2 ml
H.E.C.T. Romarin CT Camphre 1 ml
H.V. Millepertuis 5 ml
Gel neutre pour faire 100 g de préparation ou H.V. Noyaux d'abricot 48 ml

Procéder à un massage partant de la cheville et en remontant vers les genoux avec une noix de gel ou une douzaine de gouttes de la solution huileuse. Appliquer 1 à 2 fois par jour selon l'intensité de l'inconfort circulatoire.

Les plus : la stase circulatoire est aggravée par une hygiène de vie où les aliments sont trop « yang » (« trop chaud ») pour le foie (maître de la circulation sanguine) et faciliteront ce trouble sanguin. Eviter, de manière générale, les viandes rouges, l'alcool et les plats trop épicés. Et BOUGEZ car une paresse physique entraîne une paresse de la circulation de tous nos fluides organiques. Un drainage tous les matins pendant 3 semaines améliore le résultat lorsqu'il est pris au printemps et en automne.

Huile essentielle de Cèdre de l'Atlas

Aspect : liquide huileuse et limpide
Couleur : jaune à jaune brun ambré
Odeur : boisée légèrement âcre, masculine

Description de la plante

Connue pour son bois aromatique dur et imputrescible, ce noble conifère offre des branches horizontales étagées. L'écorce est foncée et fissurée et sa résine odorante sert comme un encens. Le cèdre de l'Atlas atteint 50 mètres et porte des cônes globuleux et de fines aiguilles vertes à bleu-vert. Nous le trouvons dans les forêts de montagne de l'Atlas marocain.

Propriétés dermocosmétiques

Tout s'explique par la biochimie aromatique. Les sesquiterpénones justifient son action lipolytique, mucolytique et cicatrisante. Les sesquiterpénols sont caractérisés par leur propriété œstrogen-like, tonique veineux et lymphatique. Les sesquiterpènes quant à eux sont les décongestionnants veineux et lymphatiques, les désinfiltrants tissulaires et les anti-inflammatoires. Ce profil moléculaire désigne l'emploi du cèdre de l'Atlas pour les rétentions hydrolipidiques où le drainage est une obligation urgente, pour les amas adipeux, pour la cellulite avec peau d'orange, pour les lipomes et autres kystes graisseux mobiles, pour l'hyperséborrhée mais encore pour toute congestion de tissus ou de membres inférieurs.
Shampoing cheveux gras et/ou pelliculaires. Sérum pour amas adipeux et zones rebelles. Huile de massage pour drainage lymphatique actif. Huile ou gel de massage pour cellulite. Gel et masque contre l'acné et le psoriasis.

Un avis d'expert

L'huile essentielle de cèdre de l'Atlas se trouve très utilisé pour des soins dermocosmétiques ciblés mais il est aussi très tendance, très « à la mode » dans la fabrication de parfums féminins et masculins contemporains. Sa fragrance chaude et boisée se marie très bien avec les fragrances fraîches et vertes des citrus.
Soyons clair pour ce qui concerne le cèdre de l'Atlas. Celui-ci est inutilisable chez la femme enceinte ou allaitante à cause de sa neurotoxicité et du risque abortif (avortement) mais il est tout aussi contre-indiqué pour les patientes atteintes d'un cancer hormono-dépendant.

LÈVRES ABÎMÉES

H.E.C.T. Lavande aspic 0,2 ml
H.E.C.T. Bois de rose 0,2 ml
H.E.C.T. Verveine citronnée 0,1 ml
H.V. Noyaux d'abricot 5 ml
Beurre de cacao 24,5 g

Trois à quatre applications par jour pendant 5 jours ou la durée nécessaire pour obtenir une guérison complète.

MAINS ABÎMÉES

Baume à l'huile essentielle de Lavande aspic et à l'huile d'Argan

H.E.C.T. Lavande aspic 1 ml
H.E.C.T. Ciste ladanifère 0,5 ml
H.E.C.T. Géranium rosat CV Égypte 0,5 ml
H.E.C.T. Katafray 0,5 ml
H.V. Argan 8 ml
Beurre de Karité 40 g

Une application locale 2 à 3 fois par jour jusqu'à la guérison.

Les plus : les mains maltraitées et la peau en souffrance demandent obligatoirement un complément par voie orale qui apporte tous les éléments nutritifs : oméga 3, oméga 6, oméga 9, vitamines A, E ; antioxydants.
Une référence en la matière Oméga 3 – Q10® : une capsule trois fois par jour à l'entrée de l'hiver pendant deux mois.

Huile essentielle de Verveine citronnée

Aspect : liquide mobile et limpide
Couleur : jaune clair à jaune plus soutenu
Odeur : citronnée, complexe, douce, agréable, ronde

Description de la plante

Sous-arbrisseau aux tiges très ramifiées et cannelées, la verveine citronnée présente des feuilles lancéolées avec un pétiole court, entières et groupées par trois. Ses petites fleurs blanches en épis lâches sont composées d'un col tubuleux avec une corolle de quatre pétales disposées en étoile. Elle dégage une forte odeur de citron et préfère un sol riche, ensoleillé, sous un climat chaud.

Propriétés dermocosmétiques

Les activités de l'huile essentielle de verveine citronnée sont celles de ses molécules aldéhydiques en quantité notoire. Elle est calmante, apaisante, relaxante, sédative et même antidépressive. Son tropisme pour le tissu nerveux est important et nous parlons de son action psycho-active utile pour tous les troubles cutanés rattachés aux troubles affectifs et émotionnels. En ce sens, elle peut renforcer ou compléter l'activité de la camomille noble et de la marjolaine des jardins. Elle reste une grande rééquilibrante de tissu nerveux mais elle possède de surcroît des propriétés anti-inflammatoires sur le tissu cutané, le tissu nerveux et tout le système locomoteur. Sa fragrance citronnée est attirante mais son prix l'est nettement moins car elle se classe parmi les huiles essentielles onéreuses. Fort heureusement, une très faible concentration offre déjà toutes ses activités des plus intéressantes.
Huile de massage relaxation extrême. Émulsion fluide anti-stress. Crème grasse anti-rougeurs.

Un avis d'expert

Des soins par des massages sensitifs, ayurvédiques ou autres aiment s'approprier les huiles essentielles les plus fines, les plus riches, les plus subtiles. Nul doute que la verveine citronnée figure parmi celles-là avec une fragrance citronnée, chaude légèrement sucrée. Une concentration de 1% de cette huile essentielle suffit amplement pour obtenir le résultat escompté surtout entre des mains expertes.
Il n'y a pas de difficulté d'emploi pour l'huile essentielle de verveine citronnée. Elle demande simplement à être largement diluée dans une huile végétale d'odeur neutre.

MASQUE DE GROSSESSE (chloasma)

H.E.C.T. Carotte cultivée 1 ml
H.E.C.T. Livèche racine 0,5 ml
H.E.C.T. Romarin CT verbénone 1 ml
H.E.C.T. Sauge officinale 0,5 ml
Ess. Citron 2 ml
H.V. Nigelle 15 ml
H.V. Rose musquée du Chili 30 ml

Deux applications par jour de la quantité suffisante pour couvrir la zone cutanée à corriger jusqu'à amélioration sensible.

Les plus : cette synergie trouve sa place dans des excipients tels que la poudre de noyaux d'abricots ou d'argile verte fine qui optimalise l'exfoliation mécanique par la granulosité de la préparation.

Huile essentielle de Carotte cultivée

Aspect : liquide fluide et limpide
Couleur : incolore à jaune pâle
Odeur : herbacée, forte

Description de la plante

Cette herbe bisannuelle est connue pour sa racine pivotante orange, charnue, fibreuse et peu ligneuse. La tige dressée offre de nombreux rameaux dont la feuille est finement découpée et dont les fleurs blanches ou rosées se disposent en ombelles caractéristiques de cette famille botanique.

Propriétés dermocosmétiques

Le carotol (alcool terpénique) donne l'action intéressante de l'huile essentielle de carotte. Sa propriété drainante et dépurative lui permet tant un emploi cutané qu'un usage oral. Elle purifie la peau et la débarrasse des toxines, des résidus organiques et de la pollution. De ce fait, elle rafraîchit le teint et lutte valablement contre les taches hyper-pigmentées (taches de vieillesse). Son action circulatoire permet la régénération cellulaire et le raffermissent tissulaire. De plus, cette huile essentielle de carotte est incontournable pour améliorer les troubles vasculaires, couperose, varicosités, eczéma. Soit dans une argile blanche pour un masque ou dans une crème, l'huile essentielle de carotte cultivée désincrustera la peau de tous les dépôts, organiques ou non, tout en adoucissant les états inflammatoires circulatoires. Pour les peaux « polluées », hyper-pigmentées et couperosées, elle s'avère des plus utiles dans ces préparations dermocosmétiques (couperose, varicosités, taches de vieillesse, hyper-pigmentation, eczéma, ...). Dans un gel, elle permet d'agir sur le contour des yeux en atténuant les cernes par son action dépurative et circulatoire. En lotion corporelle, elle adoucit les inflammations, revitalise l'épiderme et tonifie ainsi la peau. Son pouvoir régénérant l'autorise dans les shampoings pour rendre l'éclat aux cheveux secs et ternes. En massage, en synergie avec d'autres huiles essentielles complémentaires, elle stimule le retour veineux et lymphatique. Elle draine donc les impuretés et décongestionne la circulation.

Un avis d'expert

Dépolluer la peau exige une prise par voir orale ou sublinguale d'huile essentielle de carotte : 1 goutte le matin dans un peu de miel ou dans une boulette de mie de pain à avaler avant le repas pendant 3 semaines. A répéter deux fois par an.

ONGLES CASSANTS ET ONGLES MOUS

Huile nourrissante à l'huile essentielle de Myrte vert
H.E.C.T. Myrte vert 1 ml
H.E.C.T. Épinette noire 1 ml
Ess. Citron (zeste) 1 ml
H.V. Argan 15 ml
H.V. Nigelle 12 ml

Tremper les ongles dans une soucoupe contenant 2 ml de cette huile nourrissante. Une application tous les 2 jours suffit.

Les plus : la situation de ces ongles met en avant une carence en vitamines (A,E,D), en minéraux (zinc, calcium, magnésium, fer, ...), en acides gras polyinsaturés. Une alimentation équilibrée ou une supplémentation avec des capsules d'Omega 3 et d'Omega 6 enrichie de coenzyme Q10 sera bien souvent nécessaire à la santé des ongles et des cheveux. Une algue unicellulaire et chlorophyllienne, la chlorelle, est aussi un concentré de nutriments très utile pour une carence en vitamines et minéraux.

Huile essentielle d'Épinette noire

Aspect : liquide fluide et limpide
Couleur : incolore à jaune très pâle
Odeur : terpénique, fraîche et boisée

Description de la plante

L'épinette noire est un conifère de la famille des épicéas. S'il est commun au Nord-Est des USA, il est très présent au Canada. Parmi la cinquantaine d'épicéas, l'épinette noire est l'une des plus résistantes aux rigueurs du climat. Avec l'épinette rouge (*Picea rubens*) et l'épinette blanche (*Picea glauca*), elle est le symbole de la forêt boréale américaine car le conifère pousse jusqu'à la limite de la toundra. Cet arbre de 8 à 20 mètres a une forme de cône étroit et aigu. Il apprécie les terrains humides granitiques, sablonneux ou tourbeux. Ses feuilles sont vert bleuâtre et ses cônes rouges à l'état jeune sont d'abord ovoïdes et pointus puis globuleux une fois ouverts. Il n'est pas rare de les voir persister 20 à 30 ans sur les branches.

Propriétés dermocosmétiques

Cette huile essentielle d'une sorte de pin possède des caractéristiques spécifiques à sa biochimie particulière. Antispasmodique et anti-inflammatoire, elle agit sur les peaux stressées, irritées, enflammées et de manière plus large sur le tissu cutané malmené par les agressions autant externes qu'internes. Tonique générale, l'huile essentielle d'épinette noire rétablit le chi, l'énergie vitale. Elle remonte tout état de faiblesse, d'autant plus que son activité est de type hormon-like ou plus exactement, cortison-like par un mécanisme encore inexpliqué sur l'axe hypophyso-corticosurrénalien. De plus, son action anti-infectieuse est loin d'être négligeable et lui permet de compléter le très grand intérêt que nous lui portons.
Shampoing séborégulateur. Huile de massage récupératrice énergétique. Gel crème pour l'acné et l'eczéma sec. Sérum pour peau fatiguée et atone. Baume pour états psoriasiques. Crème pour pieds échauffés.

Un avis d'expert

Mieux que n'importe quelle autre huile essentielle, l'épinette noire répond merveilleusement à la notion d'adaptogène. Par son mécanisme complexe, sur la peau, au travers de la peau et au-delà de la peau, l'épinette noire fonctionne comme un diapason. L'huile essentielle permet une subtile adaptation de la peau en face d'un environnement qui peut régulièrement l'agresser. Aucune réserve n'est à émettre pour une utilisation régulière, voire quotidienne, et recommandée de cette petite merveille de la nature.

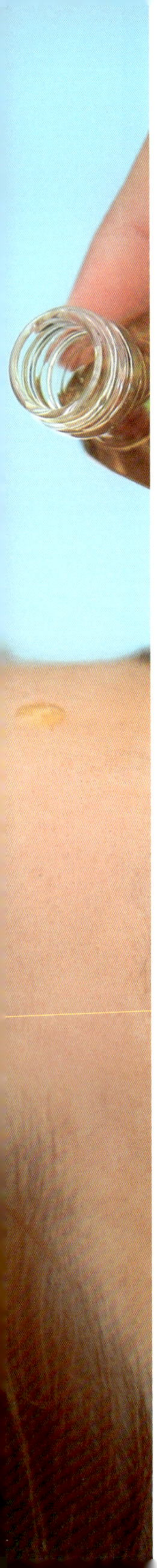

ONGLES JAUNIS [MYCOSES]

Huile sèche à l'huile essentielle d'Ahibero
H.E.C.T. Ahibero 2 ml
H.E.C.T. Palmarosa 1 ml
H.E.C.T. Giroflier 0,5 ml
H.E.C.T. Tea-tree 2 ml
H.V. Jojoba 9,5 ml

Une application locale matin et soir pendant 6 semaines.

Sérum concentre à l'huile essentielle de Giroflier et de Lemongrass
H.E.C.T. Lemongrass 1 ml
H.E.C.T. Giroflier 2 ml
H.E.C.T. Ahibero 1 ml
H.E.C.T. Tea-tree 1 ml
H.E.C.T. Cannelle de Ceylan 0,5 ml
H.V. Rose musquée du Chili ou beurre de karité 24,5 ml

Une application locale matin et soir pendant 6 semaines.

Les ongles jaunes sont la marque d'une présence de levures ou champignons que les huiles essentielles détruiront sans problème. Pour une efficacité renforcée, il convient de respecter les normes suivantes :
- Couper l'ongle le plus court possible
- Limer la surface de l'ongle pour améliorer la tenue et la pénétration des huiles essentielles
- Veiller à ce que les chaussures et les bas soient bien protégés pour éviter les récidives provoquées par les spores émises par ces levures.

Enfin, si un organisme vivant est infecté par un nombre important de mycoses au niveau des orteils ou des doigts, un traitement de fond devra désinfecter l'organisme : l'Origan compact en capsule à raison de 1 capsule 3 fois par jour pendant les repas et pendant 20 jours doit permettre une purification de l'organisme.

Huile essentielle de Giroflier

Aspect : liquide fluide et limpide
Couleur : incolore à jaune clair
Odeur : forte, puissante, épicée, eugénolée, chaude

Description de la plante

Petit arbre tropical de 10 à 15 mètres, très touffu, au port pyramidal, au feuillage persistant et coriace. Les inflorescences sont situées à l'extrémité des rameaux en petites cymes compactes et ramifiées. La fleur se compose de 4 sépales épais et soudés, de coloration rouge à maturité et de 4 pétales blanc jaunâtre. La fleur en forme de clou avant floraison est récoltée pour être distillée et obtenir ainsi sa précieuse huile essentielle.

Propriétés dermocosmétiques

Si la fragrance ne constituait pas un frein majeur à son emploi, j'affirmerais volontiers que l'huile essentielle de giroflier justifie sa place dans la totalité (ou presque) des produits dermocosmétiques. En effet, ses actions anti-infectieuses sont celles des huiles essentielles phénolées : antibactériennes, antifongiques, antivirales, antiparasitaires. Toutes dermatoses peut y recourir et ce, d'autant plus qu'elle est mieux supportée par la peau que ses congénères. Tonique cutanée, cicatrisante, cautérisante et anesthésiante puissante, la voilà très utile pour les dermatoses cicatricielles. Mais l'action la plus extraordinaire reste son pouvoir non seulement antiradicalaire mais aussi antioxydant ! Jusqu'à 10 fois mieux que la vitamine E ! La lutte de toute dégénérescence cellulaire, tissulaire passe par le giroflier tant par voie locale que par voie orale. Une substance d'avenir pour son action innovante sur tous les états de vieillissement, précoces ou non. Cependant, il convient d'en masquer la fragrance trop prégnante pour que son usage se généralise en cosmétique. Le giroflier est, à ce titre, notre médicament de la peau.
Masque ou cataplasme anti-acné, anti psoriasique. Sérum vital anti-dégénératif. Élixir raffermissant et anti-oxydatif. Lait corporel pour soin quotidien.

Un avis d'expert

Garantissant la protection du tissu cutané contre toutes les agressions (externes et internes), une crème ou mieux un lait corporel antioxydant contiendra : H.E. Giroflier 0,1%, H.E. Bois de rose 0,2%, H.E. Épinette noire 0,1%. Le soin d'entretien quotidien préserve la jeunesse des qualités physiologiques de la peau. Bien qu'il n'y ait pas d'interdits formels avec cette huile essentielle, son emploi en dermocosmétique exige une dilution appropriée sauf circonstances exceptionnelles (mycoses des ongles, par exemple).

PEAUX AGRESSÉES (SOLEIL, VENT, FROID, SÉCHERESSE)

Baume réparateur au Ciste ladanifère et à l'huile de Millepertuis
H.E.C.T. Ciste ladanifère 2 ml
H.E.C.T. Lavande aspic 1 ml
H.E.C.T. Tanaisie annuelle 0,5 ml
H.E.C.T. Hélichryse italienne 10 ml
H.V. Argan 5 ml
Beurre de karité ou de cacao : 80 g

Trois applications locales jusqu'à la guérison.

Les plus : quitte à se répéter, une peau lésée demande une régénération accélérée par les aliments spécifiques de la peau. Grâce aux différents acides gras insaturés (oméga 3 - oméga 6 - oméga 9) et la co-enzyme Q10, la cicatrisation offre une reconstruction optimale et une guérison rapide et durable.

Huile essentielle de Géranium rosat

Aspect : liquide mobile et limpide
Couleur : incolore à jaune clair
Odeur : rosée, se rapprochant de celle de la rose de Damas en moins subtil

Description de la plante

La plante mère (*Pelargonium graveolens*) est originaire d'Afrique du Sud. Elle a été hybridée pour donner des cultivars en Égypte, Chine, Réunion. La récolte se fait en début de floraison 3 à 4 fois par an. Il préfère les régions tropicales sur les pentes côtières ou les dunes de sable exposées au soleil.

Propriétés dermocosmétiques

Les activités visibles sur les tissus cutanés sont toniques et astringentes, anti-inflammatoires et antalgiques. L'huile essentielle de géranium rosat possède une propriété antihémorragique utile lors de saignements provoqués par des actes de chirurgie esthétique ou autre. De plus, cette huile essentielle raffermit les tissus lâches, resserre les pores dilatés et tend la peau distendue. Sa fragrance agréable et son emploi important dans la parfumerie et la cosmétique d'autrefois nous offrent d'importantes possibilités pour lutter contre les séquelles du temps : ptose cutanée au niveau des seins, poches sur les yeux, rides et ridules. L'huile essentielle peut intégrer des formules avec une visée anti-inflammatoire locale. Elle possède la vocation de repousser les moustiques. Enfin, le géranium rosat possède une action antimycosique utile pour les affections des ongles et des cheveux.
Sérum antifongique pour les ongles. Shampoing pour cheveux fins et fragiles. Shampoing pour les états pelliculaires et psoriasiques. Friction concentrée contre les saignements. Gel crème répulsive des moustiques. Gel crème contre les rides et ridules. Gel contour des yeux contre les poches. Soin raffermissant du buste.

Un avis d'expert

La propriété antihémorragique est rare et seule 2 huiles essentielles la possèdent : le ciste ladanifère et le géranium rosat. En cas d'hémorragie, mettre 5 gouttes de Ciste ladanifère et 3 gouttes de Géranium rosat sur une compresse ou un linge et comprimer la lésion sanguinolente pendant 5 minutes. Cette huile ne présente aucune toxicité, aucun risque. Elle est applicable à tout type de peau de toute personne indifféremment de son âge.

PELADE

Sérum concentré à l'huile essentielle de Niaouli
H.E.C.T. Niaouli 1 ml
H.E.C.T. Camomille romaine 0,5 ml
H.E.C.T. Cyprès de Provence 0,5 ml
H.E.C.T. Verveine citronnée 0,5 ml
H.V. Argan 5 ml
H.V. Nigelle 5 ml
H.V. Calophylle inophylle 2,5 ml

Trois à cinq gouttes du sérum sur la pelade matin et soir.

Les plus : un très grand nombre de pelades est la conséquence d'un traumatisme psychologique profond. En être conscient, c'est inviter la personne à se faire accompagner dans sa souffrance morale et affective. D'autres huiles essentielles psycho-actives aideront grandement le psychothérapeute pour aplanir ce choc émotionnel sévère.

Huile essentielle de Cyprès de Provence

Aspect : liquide mobile et limpide
Couleur : incolore
Odeur : puissante et apaisante, équilibrée, fraîche et résineuse

Description de la plante

Plante très ancienne d'une longévité exceptionnelle, l'arbre toujours vert est droit comme un « i », à l'écorce gris rougeâtre et fissurée. Les feuilles sont réduites à des écailles triangulaires placées sur 4 rangs. Les fleurs unisexuées sont rassemblées en petits chatons marron qui donneront des cônes ou galbules sphériques, ligneuses et très solides. Il aime les sols rocailleux de la Crète et de Chypre.

Propriétés dermocosmétiques

L'huile essentielle de cyprès de Provence occupe une place très importante en cosmétologie car son action toute entière est orientée vers le réseau circulatoire sanguin et lymphatique. Ainsi, les sesquiterpènes exercent une action décongestionnante veineuse, lymphatique et tissulaire alors que les sesquiterpénols développent une action tonique veineuse et lymphatique par le biais de leurs propriétés œstrogen-like (ou œstrogen-mimétique). Grande huile essentielle pour tous les états inflammatoires et congestionnés de la circulation périphérique, le cyprès de Provence est employé dans la lutte des œdèmes, des boursouflures, des congestions des membres inférieurs (jambes lourdes), des varices, des varicosités ainsi que la couperose.
Gel tenseur et décongestionnant de poches sous les yeux. Huile de massage pour jambes lourdes et varices. Sérum concentré pour varicosités. Élixir concentré pour la couperose. Gel et huile de massage anti-cellulitique.

Un avis d'expert

L'arbre et son huile essentielle bénéficient d'une réputation de longue date sur tout le pourtour méditerranéen. Présent dans tous les cimetières, il représente aussi la Justice, l'Autorité, le Père, l'Incorruptibilité. Dans les produits de soins dermocosmétiques, la très faible concentration n'appelle pas de remarques particulières. Par contre, il en va très différemment pour les formules jambes lourdes, varices, cellulite, où la concentration active est suffisamment élevée que pour interdire son utilisation à toutes personnes diagnostiquées avec un cancer hormono-dépendant. Même s'il n'existe aucun document scientifique validant cet interdit, la prudence est bonne conseillère dans l'état actuel des connaissances.

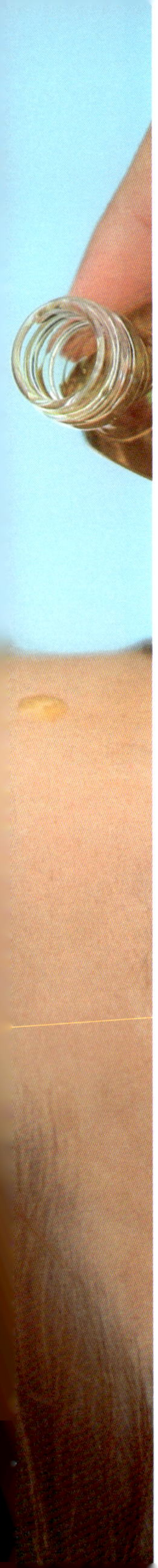

PIEDS SECS ET CREVASSES

Baume au Ciste ladanifère et à l'huile de Rose musquée du Chili

H.E.C.T. Ciste ladanifère 1 ml
H.E.C.T. Oliban (ou encens) 0,5 ml
H.E.C.T. Romarin CT verbénone 0,5 ml
H.E.C.T. Cyprès de Provence 1 ml
H.V. Rose musquée du Chili 8 ml
Beurre de karité 40 g

Une application locale matin et/ou soir jusqu'à la guérison.

Les plus : faire une cure trimestrielle du complément Oméga 3 – Q10 à raison de 3 capsules par jour pendant les repas et pendant un mois. N'oublions jamais que la peau se nourrit majoritairement de l'intérieur. Il faut donc lui apporter tous les éléments nécessaires à sa vie et son renouvellement.

Huile essentielle de Romarin CT verbénone

Aspect : liquide mobile et transparent
Couleur : incolore à jaune très pâle
Odeur : caractéristique, douce, agréable

Description de la plante

Arbrisseau à tiges ligneuses et feuilles coriaces, étroites à bords enroulés, vert sombre dessus, blanchâtres dessous, persistantes. Les fleurs bleu pâle se présentent en petites grappes oscillaires. Cette plante aromatique se retrouve sur tout le pourtour méditerranéen et particulièrement dans les sols pauvres rocailleux du maquis et de la garrigue.

Propriétés dermocosmétiques

Des activités jamais démenties, une tolérance cutanée exceptionnelle, une fragrance appréciée très agréable, tout cela invite le formulateur à utiliser fréquemment cette très belle huile essentielle pour ses propriétés régulatrices hormonales sur l'axe hypothalamo-hypophyso-glandulaire. C'est avec ce type d'huile essentielle que l'immuno-neuro-dermato-endocrinologie prend toute sa dimension. Rééquilibrante tissulaire, d'autres actions sont à mettre à son compte : lipolytique, mucolytique, exfoliante, régulateur des sécrétions sébacées et sudoripares. *Shampoing séborégulateur pour cheveux gras. Gel crème harmonisant visage. Sérum et masque contre l'acné, pelade, psoriasis. Huile de beauté pour le buste. Gommage léger et exfoliation visage.*

Un avis d'expert

L'huile essentielle de romarin CT verbénone est une incontournable de l'arsenal de l'esthéticienne pour des produits cabine. L'ajout d'une goutte de romarin CT verbénone à la dose quotidienne de votre crème de jour habituelle matifie la peau, la rééquilibre et en restitue tout l'éclat. Vous êtes dès lors rayonnante ... et cela se voit.

Certains diront que la verbénone étant une molécule cétonique, cette huile essentielle est interdite à la femme enceinte ou allaitante. Je module cet avis en recommandant son emploi de manière parcimonieuse et localisé au niveau du visage et des cheveux. Ne perdons pas de vue qu'une toxicité est le fait du cumul d'un nombre important de critères : nature de la molécule, concentration de la molécule dans le soin, voies d'administration, lieu et fréquence d'application. Tenant compte de ces paramètres, il n'y a pas lieu de nourrir quelques craintes avec cette merveille.

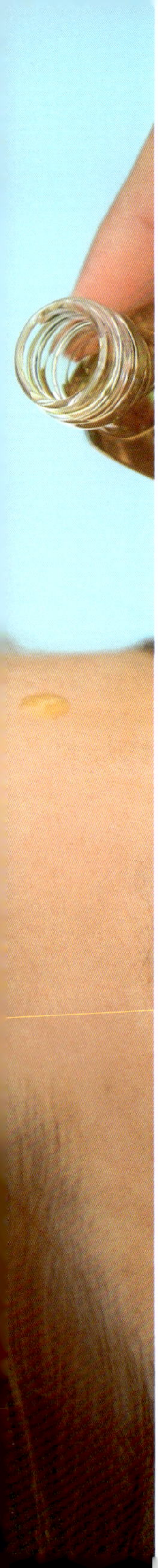

POCHE SOUS LES YEUX

Crème ou émulsion fluide à l'huile essentielle de Genévrier de Virginie
H.E.C.T. Genévrier de Virginie 2 ml
H.E.C.T. Hélichryse italienne 0,5 ml
H.E.C.T. Ciste ladanifère 0,5 ml
H.E.C.T. Livèche (racine) 0,1 ml
H.V. Calophylle inophylle 3 ml
H.V. Millepertuis 3 ml
Crème ou émulsion fluide 41 ml

Une application matin et soir jusqu'à amélioration sensible.

Sérum anti-poches
H.E.C.T. Genévrier de Virginie 1 ml
H.E.C.T. Hélichryse italienne 0,5 ml
H.E.C.T. Cèdre de l'Atlas 0,5 ml
H.E.C.T. Ciste ladanifère 0,3 ml
H.E.C.T. Carotte cultivée 0,2 ml
H.V. Calophylle inophylle 2,5 ml
H.V. Jojoba 10 ml

Une application matin et soir jusqu'à amélioration sensible.

Les plus : les poches sous les yeux montrent régulièrement un besoin de drainer les liquides organiques accumulés. Drainer le foie mais surtout les reins avec de HE de Livèche (racine) : une goutte le matin sous la langue dans un excipient adapté (miel, huile végétale) pendant 3 semaines ; à répéter tous les trois mois.

Huile essentielle de Livèche

Aspect : liquide plus épais et moins limpide
Couleur : brun clair à brun plus foncé
Odeur : forte, racinaire

Description de la plante

Aussi appelée « ache des montagnes », cette plante herbacée vivace, à odeur de céleri pousse en Europe centrale et orientale. Sa tige vert sombre, droite, forte et creuse est rameuse au sommet. Ses feuilles alternes et triangulaires, vert luisant sont grandes à la base des rameaux, deux à trois fois découpées en forme de losange à la base, dentées au sommet. Ses fleurs jaunâtres sont petites et réunies en ombelles et son fruit, un diakène brun jaunâtre et ovale, possède dix côtes ailées. Elle pousse à mi-ombre, dans un sol riche et humide.

Propriétés dermocosmétiques

Son utilisation en médecine aromatique la place pour être la meilleure huile essentielle drainante, détoxifiante hépato-rénale et intestinale. Elle élimine, à ce titre, tous les résidus organiques et les toxines accumulées dans les organes. Certains dépôts organiques facilitent l'apparition de tâches hyper-pigmentées du tissu cutané. Cet aspect disgracieux est atténué par une faible concentration d'huile essentielle de Livèche (racine). Elle s'attaque aux dépôts cutanés de lipofuscine, les élimine et éclaircit progressivement une peau hyper-pigmentée.
Masque à l'argile et à la livèche pour le chloasma (masque de grossesse). Sérum concentré anti-tache de vieillesse. Huile exfoliante et éclaircissante. Gel dépigmentant.

Un avis d'expert

Comme pour les soins d'autres troubles cutanés, l'action récupératrice sera d'autant plus efficace et plus rapide que l'on sera intervenu dès le constat de l'affection. Il est donc indispensable d'agir au plus tôt sur les taches hyper-pigmentées que l'on va estomper au fil des jours par une application biquotidienne d'un sérum éclaircissant.
Bien qu'il n'y ait pas de contre-indications formelles à l'emploi de la livèche pour le tissu cutané, il est cependant préférable de ne pas s'exposer au soleil dans les 4 à 5 heures après l'application d'une préparation à base de cette huile essentielle de livèche (racine).

POUX

H.E.C.T. Menthe poivrée 2 ml
H.E.C.T. Tea-tree (arbre à thé) 3 ml
H.E.C.T. Lavandin super 2 ml
H.E.C.T. Giroflier 1 ml
H.E.C.T. Romarin CT cinéole 2 ml
Alcool 60° 90 ml

En prévention, appliquez quelques gouttes de cette préparation sur les zones sensibles (nuque, tempes) le matin avant l'école et la rentrée le soir. En curatif, appliquez 3 ml (1 cuillère à thé) de la synergie sur les cheveux et le cuir chevelu. Laissez poser pendant une demi-heure puis laver les cheveux avec un shampoing doux en évitant que l'eau de rinçage n'aille dans les yeux. En toutes circonstances, vous éviterez de mettre l'enfant au coucher immédiatement après le soin.

Les plus : un autre moyen de prévention est d'ajouter 6 à 8 gouttes à la noix de shampoing normal au quotidien préservant ainsi le risque de contamination.

Huile essentielle de Menthe poivrée

Aspect : liquide mobile et limpide
Couleur : incolore à jaune clair
Odeur : forte, fraîche et mentholée caractéristique

Description de la plante

Plante herbacée issue d'un croisement entre *Mentha aquatica* et *Mentha spicata*, la menthe poivrée est connue pour son odeur et son goût puissant. Cette plante vivace s'accroche dans la terre par son rhizome mais requiert un sol drainé, fertile, frais et un pH entre 6 et 7. Ses feuilles ovales, vert foncé sont fixées à une tige quadrangulaire rougeâtre.

Propriétés dermocosmétiques

Des propriétés raffermissantes, antalgiques et anesthésiantes seront recherchées dans quelques applications dermocosmétiques. Les démangeaisons, chatouillements, prurits associés aux affections cutanées trouveront un soulagement instantané. De plus, l'action anesthésiante soulage la douleur sur le champ. Les applications en soins dermocosmétiques sont, entre autres, l'eczéma, les psoriasis, l'herpès labial, la prévention des douleurs traumatiques de la chirurgie esthétique, l'épilation. Son action type « glaçons » raffermit les tissus mous (les seins par exemple) et engendre une vasoconstriction des vaisseaux circulatoires dilatés (varices, varicosités, couperose).
Lait raffermissant pour les seins. Crème gel pour la couperose et varicosités. Crème anesthésiante pour injections de chirurgie. Huile décongestionnante pour jambes lourdes. Talc pour prurits et démangeaisons.

Un avis d'expert

Tel que la médecine chinoise nous l'a enseigné, un trouble cutané « chaud » (inflammations, congestions circulatoires, prurit) demande un remède « froid ». Vous ne pourrez pas trouver mieux que la menthe poivrée dont l'huile essentielle figure parmi le tiercé des ventes tant son emploi est étendu.
La femme enceinte évitera l'emploi de l'huile essentielle de menthe poivrée surtout pendant les 3 premiers mois de la grossesse. La zone cutanée environnant les yeux évitera le contact de l'huile essentielle pure et de tout produit qui en contiendrait une concentration supérieure à 5% également. Enfin, il n'est pas rare de voir des réactions allergiques à la menthe poivrée. L'arrêt du soin est nécessaire et le consommateur ne pourra plus recevoir à l'avenir cette huile essentielle.

RIDES PROCHES DES YEUX (PATTES D'OIE)

Crème ou émulsion fluide à l'huile essentielle de Ciste ladanifère
H.E.C.T. Ciste ladanifère 1 ml
H.E.C.T. Myrte vert 0,5 ml
H.E.C.T. Rose de Damas 0,1 ml
H.V. Argan 3 ml
Crème ou émulsion fluide 45,4 ml

Une application matin et soir.

Sérum concentré à l'huile essentielle de Ciste ladanifère et d'Hélichryse
H.E.C.T. Ciste ladanifère 2 ml
H.E.C.T. Hélichryse italienne 1 ml
H.E.C.T. Myrte vert 1 ml
H.E.C.T. Rose de Damas 0,3 ml
H.V. Argan 5 ml
H.V. Onagre 5,7 ml

Une application matin et soir.

Huile essentielle de Rose de Damas

Aspect : liquide mobile et limpide à 25°C mais liquide figé et opalescent en-dessous de 10°C
Couleur : incolore et certainement pas rose (jamais rose !!!)
Odeur : complexe, rosée, florale, caractéristique

Description de la plante

Parmi les innombrables variétés de roses pâles cultivées, la rose de Damas résulte vraisemblablement d'une hybridation entre la Rose de Provins (*Rosa gallica*) et des églantiers orientaux. Par sa floraison durable, elle embaume les vieux jardins. Elle a été introduite en Europe par les croisés et son essence a la réputation de remède universel.

Propriétés dermocosmétiques

La reine des fleurs, la fleur du cœur à l'histoire universelle depuis des millénaires, la rose de Damas symbolise la beauté parfaite. Sa riche fragrance plaît follement ou déplaît souverainement. Son action tonique et astringente des tissus cutanés la positionne parmi les meilleurs actifs pour lutter contre la formation des rides et ridules. Et si cet effet cosmétique visible n'était que le reflet de l'état de l'âme qui, touchée par la fragrance et l'énergie de la rose, s'en trouvait tellement harmonieuse et équilibrée que la peau rayonnante n'en était que le plus parfait des miroirs. Ses capacités ne semblent pas avoir de limites et destinent son emploi à la beauté épanouissante de la femme accomplie.
Sérum anti-âge. Lait corporel raffermissant. Soin raffermissant du buste. Sérum coup d'éclat ou effet flash.

Un avis d'expert

Gardienne de l'intelligence suprême, celle du cœur, l'huile essentielle de rose de Damas rentre aussi dans des soins dermocosmétiques employés en soins palliatifs pour y exercer ses actions à de multiples étages. Avec cette huile essentielle, la phrase « sur la peau, au travers de la peau, au-delà de la peau » prend toute sa profondeur et sa signification. Comme si la peau ne faisait qu'un avec le cœur et l'esprit. Ici plus qu'ailleurs, la cosmétique se confond avec les émotions. L'huile essentielle de rose de Damas est tellement concentrée et chère qu'une teneur très faible suffit à montrer son efficacité. La tolérance est excellente et il n'y a aucune restriction quant à son emploi. Il peut arriver cependant que la fragrance soit à ce point évocatrice et pénétrante que certaines émotions, cachées et enfouies pourraient s'exprimer bien malgré elles. Autant savoir !

RIDES PROFONDES ET SILLONS CUTANÉS

Crème ou émulsion fluide à l'huile essentielle de Rose de Damas
H.E.C.T. Rose de Damas 0,2 ml
H.E.C.T. Bois de rose 0,5 ml
H.E.C.T. Myrte vert 0,3 ml
H.V. Argan 3 ml + Crème ou émulsion fluide 46 ml

Une application matin et soir.

Sérum anti-ride à l'huile essentielle de Myrte vert
H.E.C.T. Myrte vert 1 ml
H.E.C.T. Santal jaune 0,5 ml
H.E.C.T. Cannelle de Ceylan (éc.) 0,1 ml
H.V. Argan 3 ml + H.V. Rose musquée du Chili 3 ml + H.V. Onagre 2,4 ml

Une application matin et soir sur la zone à corriger.

Masque à l'argile blanche à l'huile essentielle de Bois de rose
H.E.C.T. Bois de rose 2 ml
H.E.C.T. Sauge sclarée 1 ml
H.E.C.T. Myrte vert 1 ml
H.E.C.T. Giroflier 0,2 ml
H.V. Rose musquée du Chili 3 ml
Argile blanche 55 g + Hydrolat de rose 37,8 ml

Sur les zones concernées, application en couche épaisse une fois par semaine. Laisser en place pendant 20 minutes puis l'enlever à l'aide d'éponges humides.

Les plus : l'oxydation tissulaire responsable du vieillissement du tissu cutané demande aussi une aide complémentaire par voie orale. Des antioxydants de différentes natures et de sources variées seront utilisés.
Le vieillissement demande une gestion optimale de la qualité de vie où l'équilibre nerveux et affectif est une priorité absolue. Prévenir, protéger et nourrir la peau au quotidien est la meilleure garantie pour sa durabilité en son état le plus intact. Ne dit-on pas que chaque ride est une cicatrice de l'âme ?

Huile essentielle de Bois de rose

Aspect : liquide fluide et limpide
Couleur : incolore à jaune très pâle
Odeur : rosée agréable, moins profonde que la rose

Description de la plante

Cet arbre de taille moyenne est originaire de la forêt tropicale amazonienne où sa surexploitation a menacé l'espèce. Aujourd'hui, seule la plante cultivée peut être utilisée pour son huile essentielle de fragrance agréable ou pour son bois rose rougeâtre employé en marqueterie. Ses feuilles sont simples et ses fleurs sont petites et jaunes.

Propriétés dermocosmétiques

L'huile essentielle de bois de rose permet un excellent équilibre hydro-lipidique au niveau de l'épiderme vivant qu'elle hydrate, adoucit et revitalise. Douée d'un pouvoir positivant par sa molécule très largement majoritaire (le linalol a plus de 80%), elle est stimulante cellulaire et son action tonique et astringente cutanée s'en trouve ainsi plus que confirmée. De plus, sa fragrance rosée très agréable lui permet de côtoyer un grand nombre d'autres huiles essentielles aux notes boisées ou citrines. Elle se trouve naturellement dans la majorité des cosmétiques naturels où sa place est encore renforcée par son action adaptogène (substance permettant à un organe, une fonction ou un être vivant d'adapter sa manière d'être, d'agir ou de réagir en fonction des informations captées dans un environnement menaçant). Cette huile essentielle est utilisée dans les préparations pour le corps, le visage, les cheveux mais encore les produits destinés au bébé.
Masque facial contre la formation de rides et ridules. Crème nourrissante pour peaux sèches ou sensibles. Lotion hydratante pour peaux sèches ou sensibles. Shampoing de type lavage fréquent, cheveux secs et bébé. Huile de bain relaxante et revitalisante. Huile de massage positivante pour petite déprime passagère.

Un avis d'expert

Aucune réserve pour cette huile essentielle que l'utilisateur au terrain allergique connu testera, malgré tout, avant un emploi quotidien.

TÂCHES PIGMENTAIRES, DE ROUSSEUR, DE VIEILLESSE

Crème ou émulsion fluide à l'huile essentielle de Céleri cultivé

H.E.C.T. Céleri cultivé 2 ml
H.E.C.T. Romarin CT verbénone 0,5 ml
H.E.C.T. Sauge officinale 0,5 ml
H.V. Rose musquée du Chili 3 ml
Crème ou émulsion fluide 44 ml

Une application locale matin et soir sur la zone hyper-pigmentée.

Sérum concentré à l'huile essentielle de Livèche et de Carotte

H.E.C.T. Livèche (racine) 1 ml
H.E.C.T. Carotte cultivée 1 ml
H.E.C.T. Céleri cultivé 1 ml
H.E.C.T. Romarin CT verbénone 1 ml
H.E.C.T. Sauge officinale 1 ml
H.V. Nigelle 5 ml
H.V. Rose musquée du Chili 5 ml

Une application matin et soir sur la tache pigmentaire.

Les plus : les taches pigmentaires trahissent souvent un phénomène de vieillissement par oxydation cellulaire. Alimenter la jeunesse de la peau par des acides gras polyinsaturés et divers antioxydants est une évidence. Il ne sert à rien de prendre des hautes doses d'un seul antioxydant parce que l'organisme vivant ne prendra que ce dont il a besoin. Mieux vaut prendre donc un cocktail de différents types d'antioxydants pour freiner l'oxydation tissulaire. Les oméga 3 - oméga 6 - oméga 7 sont les aliments de la peau et du tissu nerveux. Ils sont incontournables par leur action durable nécessaire sur des fonctions et des organes aussi importants que ceux-là.

Huile essentielle de Céleri cultivé

Aspect : liquide mobile et limpide
Couleur : incolore à jaune très clair
Odeur : herbacée, caractéristique des huiles essentielles à phtalides

Description de la plante

À l'état sauvage, cette plante bisannuelle se retrouve dans les prés très humides et les sols salés. Ses branches vigoureuses et charnues sont regroupées en un pied épais et dense. Son feuillage oscille du vert vif au vert pâle. Les fleurs blanches sont rassemblées en petites ombelles tandis que ses fruits sont de très petits grains brun clair, nervurés et très aromatiques. Cette plante cultivée depuis l'Égypte ancienne pour sa consommation crue ou cuite donne une huile essentielle pour toutes les parties du céleri : herbes et semences.

Propriétés dermocosmétiques

L'huile essentielle de céleri cultivé possède des activités très proches de celles de la livèche (racine). En effet, elle contient les mêmes phtalides aux propriétés drainantes, détoxifiantes au niveau du foie, des reins et de l'intestin. L'huile essentielle de céleri cultivé élimine toutes les toxines et autres résidus organiques lorsqu'elle est prise par voie orale alors qu'elle éclaircit la peau en drainant les toxines accumulées au sein du tissu cutané quand elle est l'actif concentré d'un sérum dépigmentant.
Masque éclaircissant pour hyperpigmentation étendue. Sérum concentré pour taches de vieillesse. Lait corporel desquamantant et dépigmentant. Lotion nettoyante et détoxifiante.

Un avis d'expert

La peau est un organe à part entière. Son état général, son apparence est liée à l'alimentation de l'individu, aux boissons qu'il ingère et à l'air qu'il respire. Aujourd'hui, la pollution est omniprésente et l'être vivant est confronté à des toxines et des déchets organiques en quantité de plus en plus nombreuse. Le tissu cutané est un émonctoire (voie d'élimination) capital pour l'excrétion de tous les résidus et de toute surcharge de cette fonction d'épuration. Toute insuffisance d'élimination se marquera tôt ou tard sur la peau. Autant le savoir ...
Il n'y a pas de contre-indication formelle pour l'utilisation de cosmétiques à base d'huile essentielle de céleri cultivé. Nous veillerons simplement à éviter une exposition solaire prolongée d'une zone cutanée ayant reçu ce type d'huile essentielle.

TRANSPIRATION À TROP FORTE ODEUR

H.E.C.T. Ahibero 1 ml
H.E.C.T. Patchouli 0,3 ml
H.E.C.T. Palmarosa 0,3 ml
H.E.C.T. Cyprès de Provence 0,3 ml
Gel neutre 48 g

Une à deux applications par jour sous les aisselles ou la voûte plantaire jusqu'à amélioration sensible.

Les plus : les odeurs désagréables de transpiration sont majoritairement causées par les levures présentes sur la peau. Elles transforment la sueur et produisent des odeurs dérangeantes. Un moyen très performant est aussi une bonne hygiène des zones concernées avec un pain de toilette alcalin (pH basique).

Huile essentielle de Palmarosa

Aspect : liquide fluide et limpide
Couleur : incolore à jaune pâle
Odeur : fleurie, florale, rosée

Description de la plante

Originaire du Vietnam et d'Inde, le palmarosa appartient à la très grande famille des citronnelles. Cette herbe touffue présente de longues feuilles étroites atteignant 1 mètre. L'inflorescence composée de fleurs minuscules obéit elle aussi à ce principe linéaire. Cette graminée vivace apprécie les sols humides et ombragés.

Propriétés dermocosmétiques

Les applications dermocosmétiques valident les activités anti-infectieuses et principalement antifongiques ainsi que l'activité astringente et décongestionnante des tissus mous et lymphatiques. Pour ces excellentes raisons, nous plaçons le palmarosa dans les synergies pour les jambes lourdes et congestion des seins (mastoses), pour les problèmes d'hypersudation malodorante, pour les soins des cheveux et des ongles (mycoses unguéales), pour le relâchement tissulaire (ptoses).

Gel crème ou poudre pour la transpiration. Shampoing ou masque capillaire antipelliculaire. Huile de massage pour les jambes lourdes. Crème raffermissante pour les seins. Sérum antifongique pour les ongles.

Un avis d'expert

Ses propriétés variées combinées à une fragrance perçue positivement facilitent l'introduction du palmarosa dans un nombre important de formules d'emploi varié et large. H.E. Palmarosa 2 ml, H.E. Bois de rose 2 ml, H.E. Rose de Damas 0,2 ml, H.E. Menthe des champs 2 ml, H.E. Myrte vert 1 ml, H.V. Argan qsp 30 ml ; 6 à 8 gouttes sur les seins pour leur assurer une tonicité ou un raffermissement.

La molécule géraniol possède une action tonique sur la musculature utérine et ne peut pas convenir à la grossesse pour les applications cutanées. Cependant, un soin des cheveux et des ongles reste acceptable et sans risque dans cet état. Certains patients peuvent aussi présenter une allergie à son emploi et un arrêt du soin est la conduite à tenir si tel était le cas.

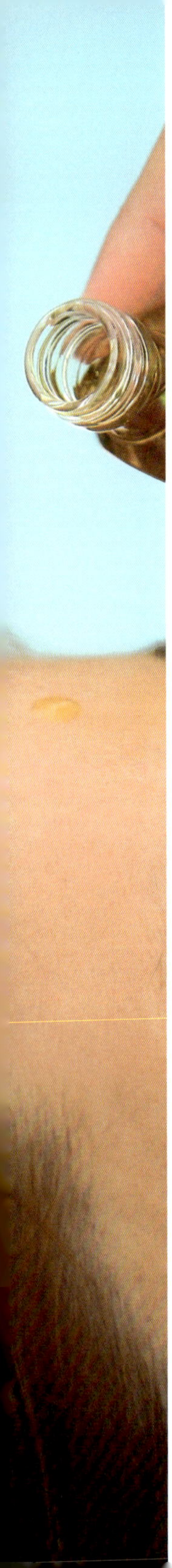

TRANSPIRATION EXCESSIVE [HYPERSUDATION]

Gel crème à la Sauge officinale et à la Sauge sclarée
H.E.C.T. Sauge officinale 0,5 ml
H.E.C.T. Sauge sclarée 0,5 ml
H.E.C.T. Cyprès de Provence 0,5 ml
H.E.C.T. Ciste ladanifère 0,5 ml
Gel neutre 43 g

Une à deux applications par jour sous les aisselles ou la voûte plantaire jusqu'à amélioration sensible.

Les plus : si l'excès de sudation est très important, il convient d'explorer les fonctions rénales qui n'effectuent peut-être pas son travail. Un drainage hépatorénal avec Pranadraine® solution buvable est un complément très judicieux. Cette formule ne peut pas être utilisée auprès des patientes où il y aurait eu un diagnostic de cancer hormono-dépendant.

Huile essentielle de Sauge sclarée

Aspect : liquide fluide et limpide
Couleur : incolore à jaune très pâle
Odeur : douce, chaleureuse, agréable

Description de la plante

Plante vivace de l'Europe du Sud, la sauge sclarée se caractérise par ses grandes feuilles dentées de manière inégale, par son limbe en mosaïque, par sa jolie fleur blanc rosé, lamé de violet et bilabiée. Ses fleurs sont groupées en verticilles successifs. La tige épaisse et carrée, les feuilles rudes montrent une plante velue qui apprécie les collines arides et calcaires de Provence.

Propriétés dermocosmétiques

Voici une huile essentielle dont l'efficacité mesurable au niveau du tissu cutané est davantage le résultat de propriétés physiologiques autres que celles de la dermatologie et de la cosmétologie. En effet, par son action de type hormonale (œstrogen-like ou œstrogen-mimétique), cette quintessence maintient à l'état de jeunesse toutes les qualités de la peau. Le message envoyé au corps de la femme est clairement celui d'un frein au relâchement tissulaire, à la ptose, à la formation de rides et ridules. De surcroît, son action relaxante et antispasmodique neuromusculaire détend la peau et ses émotions. Elle permet de lisser les plis et les rides des téguments. C'est immanquablement l'huile essentielle de la prévoyance et de la ménopause pour une action à tous les étages. Sa cousine la sauge officinale lui est souvent associée pour une complémentarité bienvenue, entre autres pour ses vertus cicatrisantes et assainissantes. *Salvia* ne vient-il pas de *salvare*, faut-il le rappeler, qui signifie « sauver ». Ainsi les sauges sauvent les peaux abîmées par les années.
Sérum tenseur contour des yeux. Élixir tenseur pour les seins. Gel raffermissant antirides. Crème fluide déodorante.

Un avis d'expert

La sauge sclarée est utilisée depuis des siècles comme le meilleur des déodorants naturels. Voici une formule synergie particulièrement efficace : 5 gouttes H.E. Sauge sclarée, 3 gouttes H.E. Ciste ladanifère, 3 gouttes H.E. Cyprès de Provence (ou Cyprès toujours vert), 3 gouttes H.E. Géranium rosat CV Égypte ou Chine dans 50 g ou ml d'une crème très légère ou d'un gel non gras. Une petite noisette de crème le matin sous les aisselles vous assure une parfaite régulation de la transpiration et la disparition d'odeurs incommodantes. La sauge sclarée est le souvenir vivace de l'éternelle légèreté de l'adolescence.

VARICOSITÉS

Crème ou émulsion fluide à l'huile essentielle de Cyprès de Provence
H.E.C.T. Cyprès de Provence 2 ml
H.E.C.T. Genévrier de Virginie 1 ml
H.E.C.T. Menthe des champs 0,5 ml
H.E.C.T. Ciste ladanifère 0,5 ml
H.V. Calophylle inophylle 3 ml
Crème ou émulsion fluide 43 ml
Une application locale matin et soir sur les varicosités.

Sérum concentré à l'huile essentielle de Lentisque pistachier et de Patchouli
H.E.C.T. Lentisque pistachier 0,5 ml
H.E.C.T. Patchouli 0,5 ml
H.E.C.T. Cyprès de Provence 1 ml
H.E.C.T. Cèdre de l'Atlas 1 ml
Ess. Pamplemousse 1 ml
H.E.C.T. Ciste ladanifère 0,5 ml
H.V. Calophylle inophylle 3 ml + H.V. Millepertuis 7,5 ml
Une application locale matin et soir sur les varicosités.

Les plus : les varicosités sont un trouble de la circulation périphérique mettant en lumière une souffrance de l'organe foie, grand maître de la circulation sanguine. D'un point de vue alimentaire, il convient d'écarter tous les aliments de type Yang : viandes rouges, alcools, plats très épicés. Il est utile de drainer toutes les toxines et autres résidus organiques ou non pour décongestionner le foie et d'autres émonctoires. Je recommande particulièrement le produit Pranadraine® solution buvable, synergie unique des meilleurs extraits de phytothérapie, de gemmothérapie et d'aromathérapie. Enfin, une activité physique régulière ne peut qu'améliorer encore la circulation sanguine et lymphatique.

Huile essentielle de Menthe des champs

Aspect : liquide fluide et limpide
Couleur : incolore à jaune très pâle
Odeur : mentholée caractéristique

Description de la plante

Cette plante très volontaire de 40 cm de haut maximum présente des feuilles ovales, pointues, opposées et dentées dégageant une forte odeur mentholée quand on les froisse. De couleur lilas ou rose, les fleurs sont réunies en couronne à l'aisselle des feuilles sur la tige. Les fruits sont de petits akènes ovoïdes de couleur jaune verdâtre. La menthe des champs apprécie les régions tempérées et froides de l'hémisphère nord. Les tiges vertes, parfois pourpres, peuvent se coucher et émettre des rejets souterrains.

Propriétés dermocosmétiques

La menthe des champs et la menthe poivrée contiennent du menthol rafraîchissant, réfrigérant, anesthésiant, antiprurigineux, antiviral. La seule différence entre ces deux menthes est la concentration de menthol qui peut atteindre 90% dans la menthe des champs. Toutes les affections douloureuses, chaudes, prurigineuses auront un allié de poids dans cette huile essentielle dont la fraîcheur séduit tout consommateur. Elle possède une action vasoconstrictrice (rétraction des vaisseaux sanguins) facilitant la décongestion de tissu œdémateux.
Huile apaisante après épilation. Huile de soin pour jambes lourdes. Sérum concentré pour bouton de fièvre. Gel tenseur du buste. Élixir antidouleur.

Un avis d'expert

Le caractère réfrigérant de la menthe des champs est son atout majeur pour rafraîchir et soulager. Elle peut être utilisée pure à raison d'une goutte sur son dentifrice pour calmer la sensibilité gingivale et donner une haleine fraîche. De même, sur une zone réduite et bien limitée (muqueuse buccale, peau), elle endormira la douleur et, parfois même en prévention, lorsque l'individu appréhende une piqûre (prise de sang, dentiste). Il suffit de placer 2 gouttes sur la zone 2 minutes avant la piqûre.
La seule contre-indication est l'emploi de cette huile essentielle chez le nourrisson de moins de 30 mois mais il n'y en a donc pas en dermocosmétique.

VERGETURES

H.E.C.T. Ciste ladanifère 1 ml
H.E.C.T. Patchouli 1 ml
H.E.C.T. Bois de rose 2 ml
H.E.C.T. Hélichryse italienne 1 ml
H.E.C.T. Myrte vert CT cinéole 1 ml
H.V. Rose musquée du Chili 10 ml
H.V. Argan 14 ml

Trois à quatre gouttes 2 fois par jour sur la vergeture ou davantage si le nombre de vergetures est important. L'application durera aussi longtemps que l'amélioration sera visible.

Les plus : les vergetures sont un « craquement » du tissu cutané par manque de souplesse et d'élasticité. La peau n'a pas toutes les qualités pour se distendre à ce point et la conséquence en est une sorte de cicatrice sous-cutanée. Pourtant, une petite prévention suffit de pallier en grande partie à ce risque. Par voie orale, il faut donner tous les aliments à la peau pour qu'elle soit tonique et résistante mais aussi souple et élastique. Les capsules Oméga 3 - Q10 sont les armes essentielles de cette prévention à raison de 2 capsules par jour pendant toute la durée de la grossesse et de l'allaitement et même, si possible, en débutant 6 semaines avant la conception. Pendant cette même période, à titre préventif, appliquez deux fois par jour, sur les zones sensibles la synergie suivante :

Ess. de Mandarine 0,5 ml
H.E.C.T. Bois de rose 0,3 ml
H.E.C.T. Ciste ladanifère 0,2 ml
H.V. Rose musquée du Chili 20 ml
H.V. Argan 30 ml
H.V. Jojoba 50 ml

Huile essentielle de Patchouli

Aspect : liquide peu mobile et peu transparent
Couleur : brun plutôt foncé
Odeur : racinaire, terreuse et boisée

Description de la plante

Originaire de Malaisie et des Philippines, le patchouli est un arbrisseau toujours vert d'un mètre de haut à tige anguleuse, à feuilles ovales, larges, longuement pétiolées, aromatiques et duveteuses. Ses fleurs blanches à mauve pâle sont disposées en verticilles. Il est cultivé dans toutes les régions tropicales et subtropicales. Rarement productif de semences, il se multiplie par bouturages.

Propriétés dermocosmétiques

L'huile essentielle de patchouli présente plusieurs propriétés utilisables dans la fabrication de produits cosmétiques. Son action cicatrisante est employée pour les dermatoses cicatricielles. Sa propriété décongestionnante veineuse et lymphatique mais encore son action phlébotonique et lymphotonique la rendent efficace pour toutes les congestions des membres inférieurs et autres rétentions hydro-lipidiques provoquées par une insuffisance circulatoire. Enfin, sa fragrance reconnue, depuis des siècles, rentre dans la composition de nombreux parfums avec une vocation semblable à celle des encens dont il fait souvent partie.
Soins des jambes lourdes et rétentions hydro-lipidiques. Gel anti-eczéma et anti-rougeurs. Sérum anti-couperose, anti-varicosité. Soin capillaire nourrissant. Parfum à connotation sexuelle.

Un avis d'expert

L'huile essentielle de patchouli a une odeur très prégnante, difficilement supportable à l'état pur. Ce n'est que largement diluée dans un support d'huile végétale ou une solution hydro-alcoolique que l'on retrouvera enfin la fragrance que certains inconditionnels recherchent à tout prix. Sachez que beaucoup de parfums au patchouli sont des compositions de synthèse où la fragrance patchouli est fabriquée par la synthèse au départ des « 2ème crottes de lapin ». Préférez donc le végétal !
Sa haute concentration en sesquiterpénols œstrogen-like interdit son emploi auprès de toute patiente diagnostiquée avec un cancer hormono-dépendant.

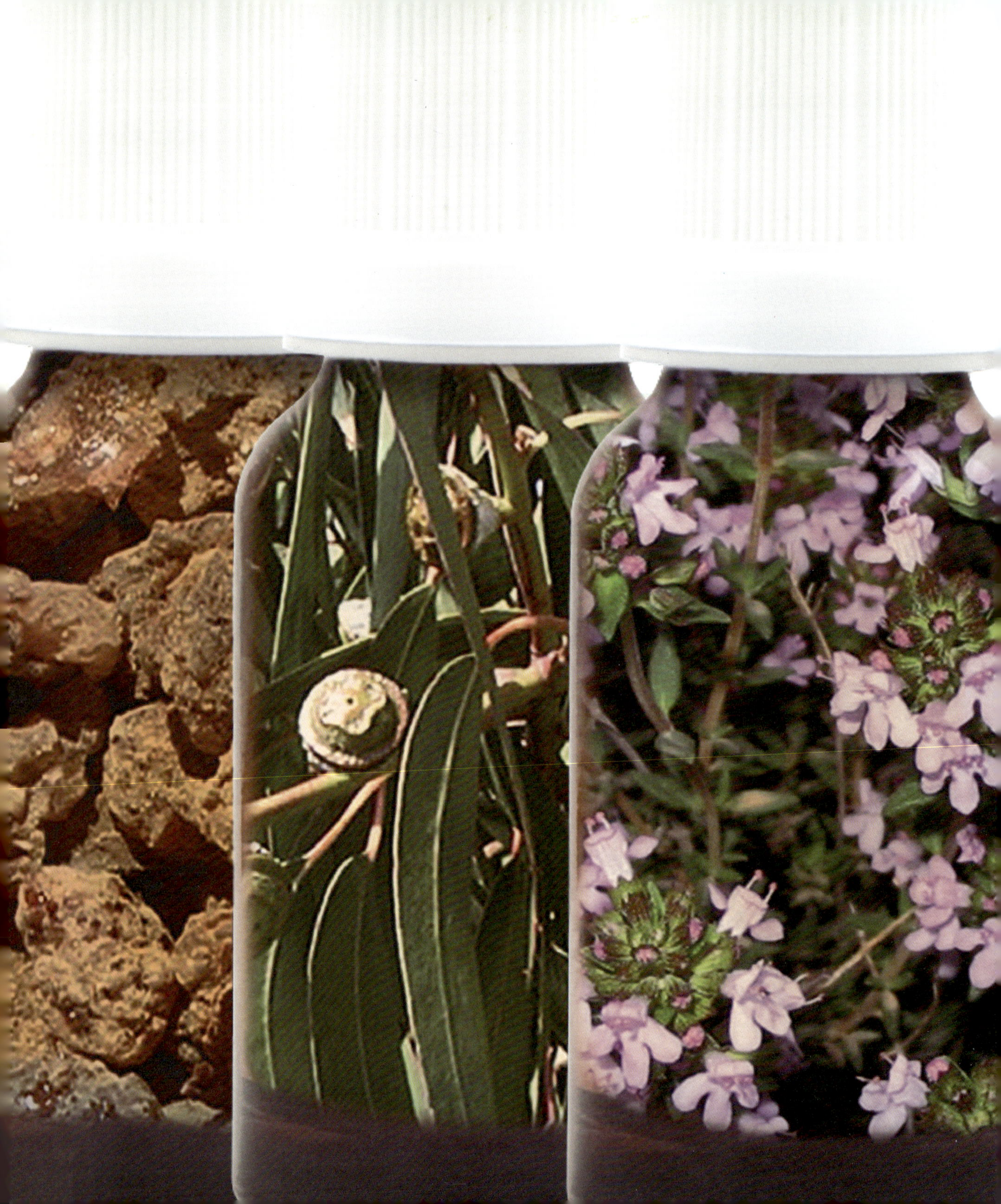

Annexes et index

pour faciliter vos recherches

Ahibero *Cymbopogon giganteus*
Famille botanique : Poacées
Organe distillé : l'herbe
Origine géographique : Madagascar
Intérêt dermocosmétique : +++ (8/10)
Molécules biochimiques majoritaires : alcools terpéniques

La fiche monographique de cette H.E. est page 115
Voir aussi pages 102, 114, 132, 154, 172

Bois de rose *Aniba rosaeodora*
Famille botanique : Lauracées
Organe distillé : le bois
Origine géographique : Brésil
Intérêt dermocosmétique : ++++ (9/10)
Molécules biochimiques majoritaires : alcools terpéniques : linalol

La fiche monographique de cette HE est page 169
Voir aussi pages 106, 110, 136, 148, 168, 178

Camomille noble ou romaine *Chamaemelum nobile ou Anthemis nobilis*
Famille botanique : Astéracées
Organe distillé : la partie aérienne en fleurs
Origine géographique : France
Intérêt dermocosmétique : ++++ (9/10)
Molécules biochimiques majoritaires : esters terpéniques : isobutyrate d'isobutyle, angélate d'isobutyle, angélate d'isoamyle

La fiche monographique de cette HE est page 141
Voir aussi pages 76, 78, 94, 112, 124, 134, 140, 158

Cannelle de Ceylan (écorce) *Cinnanomum verum ou zeylanicum*
Famille botanique : Lauracées
Organe distillé : l'écorce
Origine géographique : Sri Lanka (ex. Ceylan)
Intérêt dermocosmétique : +++ (7/10)
Molécules biochimiques majoritaires : aldéhydes aromatiques (70%) : cinnamaldéhyde ; phénols (10%) : eugénol

La fiche monographique de cette H.E. est page 127
Voir aussi pages 126, 154, 168

Carotte cultivée *Daucus carota*
Famille botanique : Apiacées
Organe distillé : l'herbe en fleurs
Origine géographique : Slovénie
Intérêt dermocosmétique : +++ (7/10)
Molécules biochimiques majoritaires : terpènes : sabinène, alpha-pinène ; alcools terpéniques : carotol

La fiche monographique de cette H.E. est page 151
Voir aussi pages 130, 138, 150, 162, 170

Cèdre de l'Atlas *Cedrus atlantica*
Famille botanique : Cupressacées
Organe distillé : le bois
Origine géographique : Maroc
Intérêt dermocosmétique : +++ (8/10)
Molécules chimiques majoritaires : sesquiterpénones : atlantones ; sesquiterpénols : atlantol

La fiche monographique de cette H.E. est page 147
Voir aussi pages 84, 86, 94, 102, 120, 126, 146, 162, 176

Céleri cultivé *Apium graveolens*
Famille botanique : Apiacées
Organe distillé : la graine
Origine géographique : bassin méditerranéen
Intérêt dermocosmétique : +++ (7/10)
Molécules biochimiques majoritaires : terpènes : limonène ; sesquiterpènes : sélinène ; phtalides : butylphtalide, ligustilide

La fiche monographique de cette H.E. est page 171
Voir aussi pages 76, 170

Ciste ladanifère ou Labdanum *Cistus ladaniferus CT pinène*
Famille botanique : Cistacées
Organe distillé : la feuille
Origine géographique : France (Corse)
Intérêt dermocosmétique : ++++ (9/10)
Molécules biochimiques majoritaires : terpènes : camphène, alpha-pinène ; esters terpéniques : acétate de bornyle

La fiche monographique de cette H.E. est page 123
Voir aussi pages 102, 106, 110, 114, 122, 134, 136, 138, 148, 156, 160, 162, 166, 174, 176, 178

Citron (zeste) *Citrus limonum*
Famille botanique : Rutacées
Organe expressé : le zeste du fruit
Origine géographique : Chine, bassin méditerranéen
Intérêt dermocosmétique : +++ (8/10)
Molécules biochimiques majoritaires : monoterpènes : limonène

La fiche monographique de cette Ess. est page 113
Voir aussi pages 76, 90, 112, 114, 152

Cyprès de Provence ou Cyprès toujours vert *Cupressus sempervirens*
Famille botanique : Cupressacées
Organe distillé : le rameau avec ses cônes
Origine géographique : Sud de la France
Intérêt dermocosmétique : ++++ (9/10)
Molécules biochimiques majoritaires : sesquiterpénols : cédrol ; terpènes : pinènes, carènes ; sesquiterpènes : cédrènes, cadinène

La fiche monographique de cette H.E. est page 159
Voir aussi pages 78, 126, 128, 130, 138, 142, 158, 160, 172, 174, 176

Épinette noire *Picea mariana*
Famille botanique : Abiétacées
Organe distillé : l'aiguille
Origine géographique : Canada
Intérêt dermocosmétique : ++++ (9/10)
Molécules biochimiques majoritaires : esters terpéniques (30-40%) : ac. bornyle ; terpènes : camphène, pinène, carène

La fiche monographique de cette H.E. est page 153
Voir aussi pages 82, 98, 102, 110, 152

Eucalyptus citronné *Eucalyptus citriodora*
Famille botanique : Myrtacées
Organe distillé : la feuille
Origine géographique : Madagascar, Australie
Intérêt dermocosmétique : +++ (7/10)
Molécules biochimiques majoritaires : aldéhydes terpéniques (50 à 80%) : citronellal

La fiche monographique de cette H.E. est page 95
Voir aussi pages 84, 94, 124, 126, 128

Eucalyptus mentholé *Eucalyptus dives*
Famille botanique : Myrtacées
Organe distillé : la feuille
Origine géographique : Australie
Intérêt dermocosmétique : +++ (7/10)
Molécules biochimiques majoritaires : cétones terpéniques (40-50%) : pipéritone ; terpènes : alpha phellandrène

La fiche monographique de cette H.E. est page 105
Voir aussi pages 90, 92, 104

Genévrier commun *Juniperus communis ssp communis*
Famille botanique : Cupressacées
Organe distillé : le rameau feuillé avec baies
Origine géographique : Slovénie, France
Intérêt dermocosmétique : +++ (7/10)
Molécules biochimiques majoritaires : terpènes (50%) : pinène, myrcène

La fiche monographique de cette H.E. est page 129
Voir aussi pages 84, 86, 96, 122, 128

Genévrier de Virginie ou Cèdre de Virginie *Juniperus virginiana*
Famille botanique : Cupressacées
Organe distillé : le rameau feuillé
Origine géographique : centre des États-Unis
Intérêt dermocosmétique : +++ (7/10)
Molécules biochimiques majoritaires : sesquiterpénols : cédrol, eudesmol ; sesquiterpènes : cédrènes, thujopsène

La fiche monographique de cette H.E. est page 139
Voir aussi pages 76, 124, 126, 138, 162, 176

Géranium rosat cv Égypte ou Chine *Pelargonium x asperum cv Égypte ou Chine*
Famille botanique : Géraniacées
Organe distillé : la feuille
Origine géographique : Égypte, Chine
Intérêt dermocosmétique : +++ (8/10)
Molécules biochimiques majoritaires : alcools terpéniques : citronellol, géraniol ; esters terpéniques : ac. géranyle, form. citronellyle

La fiche monographique de cette H.E. est page 157
Voir aussi pages 76, 92, 98, 120, 148

Giroflier *Eugenia caryophyllus ou Syzygium aromaticum*
Famille botanique : Myrtacées
Organe distillé : le bouton floral (appelé clou) à l'état semi-frais
Origine géographique : Madagascar, Indonésie
Intérêt dermocosmétique : ++++ (9/10)
Molécules biochimiques majoritaires : phénols aromatiques (70%) : eugénol ; esters terpéniques (20%) : acétate d'eugényle

La fiche monographique de cette H.E. est page 155
Voir aussi pages 92, 154, 164, 168

Hélichryse italienne ou Immortelle des sables *Helichrysum italicum ssp seroticum*
Famille botanique : Astéracées
Organe distillé : la sommité fleurie
Origine géographique : Corse, Sardaigne
Intérêt dermocosmétique : +++++ (10/10)
Molécules biochimiques majoritaires : esters terpénique (35%) : acétate de néryle ; cétones terpéniques (10%) : italdiones

La fiche monographique de cette H.E. est page 101
Voir aussi pages 78, 94, 98, 100, 112, 120, 128, 130, 132, 136, 140, 142, 146, 156, 162, 166, 178

Katafray *Cedrelopsis grevei*
Famille botanique : Ptéroxylacées
Organe distillé : l'écorce
Origine géographique : Madagascar
Intérêt dermocosmétique : ++++ (9/10)
Molécules biochimiques majoritaires : sesquiterpènes

La fiche monographique de cette H.E. est page 143
Voir aussi pages 84, 92, 94, 96, 104, 106, 114, 124, 134, 136, 140, 142, 148

Lavande aspic ou Lavande sauvage *Lavandula spica ou Lavandula latifolia*
Famille botanique : Lamiacées
Organe distillé : la sommité fleurie
Origine géographique : bassin méditerranéen
Intérêt dermocosmétique : ++++ (9/10)
Molécules biochimiques majoritaires : alcools terpéniques : linalol ; oxydes terpéniques : 1,8 cinéole ; cétones terpéniques : camphre

La fiche monographique de cette H.E. est page 137
Voir aussi pages 96, 136, 148, 156

Lavande vraie ou Lavande officinale *Lavandula angustifolia ou Lavandula vera*
Famille botanique : Lamiacées
Organe distillé : la sommité fleurie
Origine géographique : bassin méditerranéen
Intérêt dermocosmétique : +++ (7/10)
Molécules biochimiques majoritaires : alcools terpéniques : linalol ; esters terpéniques : acétate de linalyle

La fiche monographique de cette H.E. est page 77
Voir aussi pages 76, 78, 82, 98

Lemongrass *Cymbopogon citratus ou Cymbopogon flexuosus*

Famille botanique : Poacées
Organe distillé : l'herbe
Origine géographique : Indonésie, Inde
Intérêt dermocosmétique : +++ (8/10)
Molécules biochimiques majoritaires : aldéhydes terpéniques (70%) : néral, géranial

La fiche monographique de cette H.E. est page 133
Voir aussi pages 76, 90, 98, 128, 132, 140, 154

Lentisque pistachier ou Arbre au mastic *Pistacia lentiscus*

Famille botanique : Anacardiacées
Organe distillé : le rameau feuillé
Origine géographique : bassin méditerranéen
Intérêt dermocosmétique : +++ (8/10)
Molécules biochimiques majoritaires : sesquiterpénols : cadinol ; sesquiterpènes : muurolène, cadinène

La fiche monographique de cette H.E. est page 131
Voir aussi pages 130, 142, 146, 176

Litsée citronnée ou Verveine exotique *Litsea citrata ou Litsea cubeba*

Famille botanique : Lauracées
Organe distillé : le fruit
Origine géographique : Chine, Vietnam
Intérêt dermocosmétique : ++ (6/10)
Molécules biochimiques majoritaires : aldéhydes terpéniques : néral, géranial

La fiche monographique de cette H.E. est page 79
Voir aussi pages 78, 92, 134

Livèche (racine) *Levisticum officinale*
Famille botanique : Apiacées
Organe distillé : la racine
Origine géographique : Belgique
Intérêt dermocosmétique : +++ (7/10)
Molécules biochimiques majoritaires : phtalides : butylphtalides, ligustilides

La fiche monographique de cette H.E. est page 163
Voir aussi pages 162, 170

Mandarine (zeste) *Citrus reticulata*
Famille botanique : Rutacées
Organe expressé : le zeste du fruit
Origine géographique : Sicile - Italie
Intérêt dermacosmétique : +++ (7/10)
Molécules biochimiques majoritaires : terpènes (90%) : limonène, gamma terpinène

La fiche monographique de cette Ess. est page 97
Voir aussi pages 76, 82, 96, 122, 178

Marjolaine des jardins ou marjolaine à coquilles *Origanum majorana*
Famille botanique : Lamiacées
Organe distillé : la sommité fleurie
Origine géographique : France
Intérêt dermocosmétique : +++ (8/10)
Molécules biochimiques majoritaires : alcools terpéniques : terpinène 1 ol 4, alpha terpinéol, thujanol

La fiche monographique de cette H.E. est page 83
Voir aussi pages 82, 96

Matricaire ou camomille allemande *Matricaria recutita ou Chamomilla recutita*
Famille botanique : Astéracées
Organe distillé : l'herbe en fleurs
Origine géographique : Europe centrale
Intérêt dermocosmétique : +++ (8/10)
Molécules biochimiques majoritaires : sesquiterpènes : chamazulène ; sesquiterpénols : bisabolol ; oxydes sesquiterpéniques

La fiche monographique de cette H.E. est page 99
Voir aussi pages 92, 98, 100, 124, 132, 140

Menthe des champs *Mentha arvensis*
Famille botanique : Lamiacées
Organe distillé : la sommité fleurie
Origine géographique : Chine
Intérêt dermocosmétique : +++ (7/10)
Molécules biochimiques majoritaires : alcool terpéniques : menthol

La fiche monographique de cette H.E. est page 177
Voir aussi pages 92, 94, 114, 134, 144, 176

Menthe poivrée *Mentha x piperita*
Famille botanique : Lamiacées
Organe distillé : la sommité fleurie
Origine géographique : France, USA
Intérêt dermocosmétique : +++ (7/10)
Molécules biochimiques majoritaires : alcools terpéniques : menthol ; cétones terpéniques : menthone

La fiche monographique de cette H.E. est page 165
Voir aussi pages 104, 114, 118, 120, 164

Myrte vert *Myrtus communis CT cinéole*
Famille botanique : Myrtacés
Organe distillé : le rameau feuillé
Origine géographique : France - Turquie - Crète
Intérêt dermocosmétique : +++ (9/10)
Molécules biochimiques majoritaires : terpènes : pinènes ; oxydes terp : 1,8 cinéole

La fiche monographique de cette H.E. est page 111
Voir aussi pages 78, 96, 108, 110, 136, 144, 152, 166, 168, 178

Niaouli *Melaleuca quinquinervia ou Melaleuca viridiflora*
Famille botanique : Myrtacées
Organe distillé : la feuille
Origine géographique : Nouvelle Calédonie, Australie, Madagascar
Intérêt dermocosmétique : +++ (8/10)
Molécules biochimiques majoritaires : oxydes terpéniques : 1,8 cinéole ; alcools terpéniques : alpha terpinéol ; sesquiterpénols : viridiflorol

La fiche monographique de cette H.E. est page 135
Voir aussi pages 132, 134, 158

Oliban ou encens *Boswellia carterii*
Famille botanique : Burséracées
Organe distillé : l'oléorésine
Origine géographique : Yémen
Intérêt dermocosmétique : ++ (6/10)
Molécules biochimiques majoritaires : monoterpènes : pinène, limonène ; sesquiterpènes : guyinène, guaiène

La fiche monographique de cette H.E. est page 125
Voir aussi pages 78, 98, 124, 160

Palmarosa *Cymbopogon martinii*
Famille botanique : Poacées
Organe distillé : la feuille
Origine géographique : Brésil, Inde, Vietnam
Intérêt dermocosmétique : +++ (7/10)
Molécules biochimiques majoritaires : alcools terpéniques (80%) : géraniol

La fiche monographique de cette H.E. est page 173
Voir aussi pages 118, 154, 172

Pamplemousse (zeste) *Citrus paradisii*
Famille botanique : Rutacées
Organe expressé : le zeste
Origine géographique : Californie
Intérêt dermocosmétique : +++ (7/10)
Molécules biochimiques majoritaires : terpènes : limonène ; furocoumarines

La fiche monographique de cette Ess. est page 87
Voir aussi pages 84, 86, 90, 102, 118, 126, 176

Patchouli *Pogostemon cablin*
Famille botanique : Lamiacées
Organe distillé : la sommité fleurie
Origine géographique : Indonésie
Intérêt dermocosmétique : +++ (7/10)
Molécules biochimiques majoritaires : sesquiterpénols : patchoulol, pogostol ; sesquiterpènes : guaiène, bulnésène

La fiche monographique de cette H.E. est page 179
Voir aussi pages 76, 138, 172, 176, 178

Petit grain bigarade *Citrus aurantium ssp amara*
Famille botanique : Rutacées
Organe distillé : la feuille
Origine géographique : Paraguay, Tunisie
Intérêt dermocosmétique : +++ (8/10)
Molécules biochimiques majoritaires : esters terpéniques (60%) : ac. linalyle ; alcools terpéniques : linalol

La fiche monographique de cette H.E. est page 91
Voir aussi pages 90, 118

Pin de Patagonie *Pinus ponderosa*
Famille botanique : Abiétacées
Organe distillé : l'aiguille
Origine géographique : Argentine
Intérêt dermocosmétique : +++ (7/10)
Molécules biochimiques majoritaires : terpènes : alpha pinène, bêta-pinène, carène ; éthers terpéniques : méthyl chavicol

La fiche monographique de cette H.E. est page 93
Voir aussi pages 82, 92, 96

Poivre noir *Piper nigrum*
Famille botanique : Pipéracées
Organe distillé : la baie
Origine géographique : Inde, Indonésie
Intérêt dermocosmétique : +++ (7/10)
Molécules biochimiques majoritaires : sesquiterpènes : bêta-caryophyllène, humulène, guaiène, sélinènes

La fiche monographique de cette H.E. est page 103
Voir aussi pages 102, 114, 118, 120, 128

Romarin CT verbénone *Rosmarinus officinalis CT verbénone*
Famille botanique : Lamiacées
Organe distillé : la sommité fleurie
Origine géographique : France (Corse)
Intérêt dermocosmétique : ++++ (9/10)
Molécules biochimiques majoritaires : esters terpéniques : acétate de bornyle ; cétones terpéniques : verbénone

La fiche monographique de cette H.E. est page 161
Voir aussi pages 78, 90, 96, 112, 114, 118, 134, 160, 170

Romarin officinal CT camphre *Rosmarinus officinalis CT camphre*
Famille botanique : Lamiacées
Organe distillé : la sommité fleurie
Origine géographique : bassin méditerranéen des Pyrénées
Intérêt dermocosmétique : +++ (7/10)
Molécules biochimiques majoritaires : terpènes : alpha-pinène, camphène ; cétones terpéniques : camphre

La fiche monographique de cette H.E. est page 85
Voir aussi pages 76, 84, 94, 132, 146

Rose de Damas *Rosa damascena*
Famille botanique : Rosacées
Organe distillé : la fleur
Origine géographique : Bulgarie, Turquie
Intérêt dermocosmétique : +++ (9/10)
Molécules biochimiques majoritaires : alcools terpéniques : nérol, linalol, farnésol, géraniol

La fiche monographique de cette H.E. est page 167
Voir aussi pages 108, 144, 166, 168

Santal jaune *Santalum spicatum*
Famille botanique : Santalacées
Organe distillé : le bois
Origine géographique : Nouvelle-Calédonie
Intérêt dermocosmétique : +++ (7/10)
Molécules biochimiques majoritaires : sesquiterpénols (60%) : alpha-santalol, bêta-santalol

La fiche monographique de cette H.E. est page 107
Voir aussi pages 76, 82, 84, 98, 106, 110, 122, 168

Sauge officinale *Salvia officinalis*
Famille botanique : Lamiacées
Organe distillé : la sommité fleurie
Origine géographique : Slovénie, France
Intérêt dermocosmétique : +++ (7/10)
Molécules biochimiques majoritaires : cétones terpéniques (50%) : thuyones

La fiche monographique de cette H.E. est page 145
Voir aussi pages 90, 100, 112, 120, 126, 144, 170, 174

Sauge sclarée *Salvia sclarea*
Famille botanique : Lamiacées
Organe distillé : la sommité fleurie
Origine géographique : France
Intérêt dermocosmétique : +++ (7/10)
Molécules biochimiques majoritaires : esters terpéniques (70%) : acétate de linalyle ; alcools terpéniques (15%) : linalol ; diterpénols (5%) sclaréol

La fiche monographique de cette H.E. est page 175
Voir aussi pages 82, 108, 144, 168, 174

Tanaisie annuelle *Tanacetum annuum*
Famille botanique : Astéracées
Organe distillé : la sommité fleurie
Origine géographique : Europe de l'Est
Intérêt dermocosmétique : +++ (8/10)
Molécules biochimiques majoritaires : sesquiterpènes : chamazulène ; terpènes : limonène

La fiche monographique de cette H.E. est page 109
Voir aussi pages 108, 124, 156

Tea-tree ou Arbre à thé *Melaleuca alternifolia*
Famille botanique : Myrtacées
Organe distillé : la feuille
Origine géographique : Australie
Intérêt dermocosmétique : +++ (7/10)
Molécules biochimiques : alcools terp : terpinène 1 ol 4 ; terpènes : gamma terpinène

La fiche monographique de cette H.E. est page 121
Voir aussi pages 114, 118, 120, 154, 164

Verveine citronnée ou verveine odorante *Lippia citriodora ou Aloysia triphylla*
Famille botanique : Verbénacées
Organe distillé : l'herbe fleurie
Origine géographique : Amérique du Sud
Intérêt dermocosmétique : +++ (8/10)
Molécules biochimiques majoritaires : aldéhydes terpéniques : néral, géranial

La fiche monographique de cette H.E. est page 149
Voir aussi pages 78, 106, 148, 158

Ylang-ylang *Cananga odorata*
Famille botanique : Annonacées
Organe distillé : la fleur
Origine géographique : Madagascar, Comores
Intérêt dermocosmétique : +++ (8/10)
Molécules biochimiques majoritaires : sesquiterpènes (50%) : germacrème D, caryophyllène, farnésène ; esters (30%) : ac. géranyle, benz. benzyle ; alcools (20%)

La fiche monographique de cette H.E. est page 119
Voir aussi pages 82, 106, 118, 132, 134

Pour en finir une bonne fois pour toute avec les gouttes, les grammes, les millilitres et leur correspondance

Si nous devions suivre l'ouvrage de référence en cette matière (pharmacopée européenne), nous y verrions qu'un millilitre contient toujours 20 gouttes calibrées et délivrées par la pipette en verre surmontée de sa tétine en caoutchouc. Dans ce cas, si le liquide est de l'eau de densité égale à 1, nous devons dire que 20 gouttes représentant 1 ml est aussi 1 g. Autrement dit, 1 goutte pharmacopée européenne pèse 50 mg. Mais dans le commerce, tous les flacons d'huiles essentielles possèdent des bouchons compte-gouttes délivrant des gouttes de calibres différents. De plus, la densité des huiles essentielles est toujours proche de 0,9. Cette situation nous donne les résultats suivants pour ce qui concerne les huiles essentielles : 1 ml = 0,9 g = 35 à 40 gouttes et une goutte délivrée par les flacons pèse approximativement 25 à 30 mg. Toute formule peut changer et rester identique dans ses proportions si et seulement si l'unité de mesure de chaque ingrédient est la même. Un exemple :
H.E.C.T. Menthe poivrée 2 ml ou 2 g ou 2 gouttes
H.E.C.T. Bois de rose 3 ml ou 3 g ou 3 gouttes
H.V. Onagre 5 ml ou 5 g ou 5 gouttes.
Les volumes et les masses sont différents mais le rapport de chaque ingrédient entre eux est respecté et le consommateur choisira l'option qui lui conviendra le plus.

Index latin-français des huiles essentielles

Index latin-français des huiles essentielles

Index français-latin des huiles végétales

Index latin-français des huiles végétales

Table des matières

Du même auteur aux éditions Amyris
dans la collection Douce Alternative
« *L'aromathérapie, se soigner par les huiles essentielles* »
256 pages - 26 euros

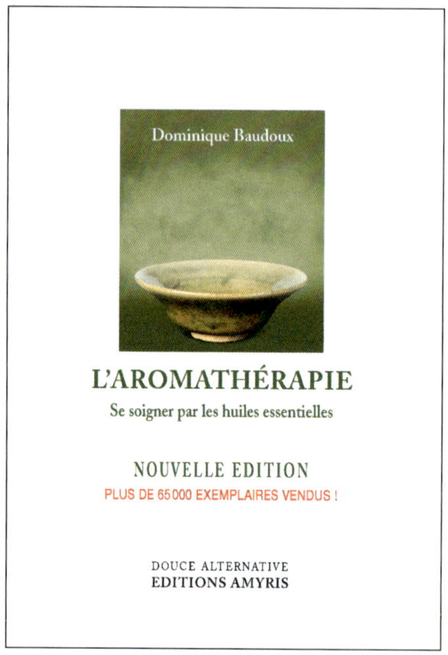

Pour en connaître davantage sur cette science aromatique
www.college-aromatherapie.com
www.pranarom.com

Pour les réponses à toutes vos questions
www.mon-aromatherapie.com

Achevé d'imprimer en Espagne
JANVIER 2015